ÉTUDES CLINIQUES

SUR LES

EAUX DE PLOMBIÈRES

ÉTUDES CLINIQUES

SUR LES

EAUX DE PLOMBIÈRES

PAR

G. LIÉTARD,

DOCTEUR EN MÉDECINE,

ancien interne des hôpitaux de Strasbourg, lauréat de l'Université,
lauréat de la Faculté de Strasbourg,
membre de la Société asiatique de Paris,
correspondant de la Société des Belles-Lettres, Sciences et Arts d'Orléans,
médecin aux Eaux de Plombières.

> Les maladies qu'on traite dans la plupart des
> thermes portent le même nom, mais ce ne sont
> pas les mêmes individualités pathologiques.
>
> PATISSIER.

PARIS

LIBRAIRIE DE VICTOR MASSON

PLACE DE L'ÉCOLE-DE-MÉDECINE

1860

On ne m'a jamais reproché d'être trop cré-
dule ; et même, dans le petit cercle de personnes qui me connaissent, des gens qui
passent pour s'y entendre prétendent que je
ne le suis quelquefois pas assez. Je suis con-
tent de pouvoir le dire aujourd'hui, précisément à cause de la brochure que voici.

Chaque fois, en effet, qu'un médecin ouvre
un livre sur les eaux minérales, on peut, sans
être un Lavater, saisir sur sa physionomie un
certain sourire indiquant clairement qu'il
s'attend à y trouver ce que Montaigne appe-
lait un léger *ply de Gascogne,* sans que pour
cela le lecteur pense plus mal de l'auteur.

Il y a, paraît-il, une façon de composer

avec la vérité scientifique qui n'expose guère, à la condition de ne pas dépasser certaines limites. Je voudrais pouvoir dire que je n'ai pas profité de cette petite privauté qui me semble encore excessive, et c'est justement pour cela que j'ai commencé tout à l'heure par compromettre quelque peu tous mes amis. Plus on met de gens en cause, me suis-je dit, plus on a de chances d'arriver à persuader, ce qui est, depuis Quintilien, le but suprême de quiconque s'adresse aux autres.

C'est assez dire que j'augure mieux de la destinée de mon opuscule que n'espérait de son livre ce médecin de Plombières, trop désillusionné, lui qui écrivait : « J'ai eu la bon- » homie d'en remettre un exemplaire à plu- » sieurs confrères, qui ne l'ont pas lu et ne le » liront probablement jamais, parce qu'on » fait peu de cas de ce qui ne coûte rien sui- » vant le proverbe : *Quod non venditur, vili-* » *penditur.* »

Je suis convaincu, et je ne manquerai pas de le dire souvent, que toute la médecine rationnelle consiste dans l'étude des éléments morbides et la connaissance des indications qu'on en tire; j'ai cru, en étudiant à ce point de vue les eaux de Plombières, ne pas toujours frayer un sentier battu ; sans cela, je n'aurais pas écrit. *Vitæ lampada tradunt,* dit-on de ceux qui étudient les sciences dans les œuvres de leurs devanciers ; mais c'est à la condition qu'ils alimenteront eux-mêmes quelque peu le flambeau sacré ; sinon on leur dira comme le héros de Rabelais : *Vous l'avez ouy dire : aussi avoient ceux qui vous l'ont raconté.*

Je crois sincèrement que le règne de l'hydrologie positive commence, et j'ose espérer qu'à défaut d'autre mérite on me tiendra compte de cette foi en l'avenir et au progrès. Si mes forces égalaient mon ambition, je serais peut-être un jour le plus humble des pionniers dans cette importante conquête.

Dr G. LIÉTARD.

Plombières, mai 1860.

INTRODUCTION.

La science hydrologique, pour l'édification de laquelle on a accumulé d'immenses quantités de matériaux et publié tant de mémoires, de notices, de traités, de guides, etc., est bien loin encore de constituer un corps de doctrines. C'est que l'histoire de l'hydrologie se divise en deux périodes bien distinctes, dont la seconde est malheureusement beaucoup plus courte que la première. Pendant toute la durée de celle-ci, qui fut un âge de pur empirisme, les médecins hydrologues, soit calcul, soit crédulité, soit ignorance, entassent dans des productions indigestes, des observations incomplètes, sans diagnostic raisonné, remplies d'assertions hasardées, et terminées presque toujours par une guérison parfaite, ou à peu près, pour la plus grande gloire du médecin et de l'établissement.

A côté des quelques stations où l'on se chargeait de guérir telle affection rebelle, avec une précision imperturbable, s'en trouvaient d'autres beaucoup plus nombreuses où l'on triomphait à peu près de toutes les maladies chroniques.

On rencontrait bien, par ci, par là, quelques observateurs judicieux et zélés, qui cherchaient à enrichir la science de faits exacts, de notions précises, fruits d'une expérience loyale et attentive ; mais, trop rares et trop isolés pour s'entendre, ils ne pouvaient concourir à un but commun. Réunissons en effet, par la pensée, tout ce qu'on doit à ces hommes consciencieux, et jetons un coup d'œil sur l'ensemble de leurs productions; nous y verrons ce qu'on voit encore trop souvent dans toutes les branches de la littérature médicale, au sujet de laquelle un de nos maîtres disait naguère :

« Chacun s'empresse d'apporter son grain de » sable pour la construction de l'édifice, nul ne » s'enquiert d'en régler l'emploi. Des manœuvres, » il en surgit en masse, mais, des architectes, » nous n'en voyons point (1). »

Que devenait, en face d'un tel état de choses, le médecin étranger aux eaux, lui qui ne recevait de renseignements sur cette matière que par les publications de ses confrères balnéologues, et qui cependant décidait en premier lieu dans le choix des stations ? Ou bien il s'abandonnait à une aveugle crédulité, ou bien il se retranchait dans un scepticisme absolu ; mais, en tous cas, il restait dans une ignorance complète sur un sujet dont la connaissance lui était à peu près indispensable.

La médecine faisant chaque jour de nouveaux

(1) Forget, *Diagnostic expéditif* (Gazette médicale de Paris, 1857).

progrès, si la science balnéologique ne l'avait suivie dans sa marche, elle serait tombée dans un entier discrédit; il lui fallait donc, et c'était pour elle une question vitale, briser avec un passé qui ne pouvait lui fournir que des entraves, et entrer franchement dans une nouvelle voie, dans une voie rationnelle.

Que fallait-il réaliser pour amener l'hydrologie à ces tendances réellement scientifiques à l'aide desquelles elle devait, pour la première fois, conquérir des bases positives et devenir viable ?

Il fallait d'abord étudier les agents médicamenteux eux-mêmes, les disséquer, les analyser ; puis, se bien pénétrer de cette idée que les eaux minérales sont des médicaments comme ceux qui enrichissent ou encombrent la matière médicale, que leur action peut se rationaliser, qu'elle doit donc être étudiée et appréciée avec cette sage réserve qu'on nomme le doute philosophique.

Il fallait étudier l'action physiologique de chacun de ces médicaments, et obtenir ainsi, à la fois, pour la clinique, un guide et un complément.

Il fallait recueillir des observations avec tout le soin et la rigueur qu'on observe dans les cliniques des hôpitaux, poser des diagnostics toujours bien étudiés et bien développés, consigner les faits malheureux comme les résultats heureux.

Après tous ces travaux préparatoires, qui constituent, à vrai dire, la partie analytique de la méthode, il fallait grouper, comparer les effets médicamenteux avec les différents éléments des affec-

tions ; puis, se plaçant à un point de vue plus
élevé, synthétiser, déduire, et tirer enfin de tout
ce travail la science des indications qui est le cou-
ronnement de l'œuvre.

Voilà, nous le croyons, les éléments de l'hydrologie positive ; avec eux on peut arriver à la solution du problème suivant, qui domine toutes les
applications des eaux minérales :

Etant donnée une maladie chronique, réputée
curable par les eaux minérales, quelles conditions
doit-elle réunir, en dehors du diagnostic nominal,
pour pouvoir être traitée avantageusement à une
station minérale déterminée ?

C'est sur ces principes rationnels qu'on tend à
établir l'hydrologie; mais l'œuvre est à peine ébau-
chée, et c'est en raison même du peu de développement donné jusqu'ici à ces questions et de leur
vulgarisation encore moins avancée que nous avons
cru pouvoir, malgré la modestie de ce travail, le
faire précéder de quelques réflexions sur les eaux
minérales en général.

II.

Ce n'est que très-exceptionnellement, et dans
des circonstances tout à fait spéciales, qu'on oppose les eaux minérales aux affections aiguës. C'est
surtout et à peu près exclusivement contre les maladies chroniques qu'elles sont souveraines; mais,
en revanche, presque toutes les maladies chroni-

ques trouvent en elles un palliatif puissant, sinon un remède efficace. Ce fait, parfaitement établi, ne peut s'expliquer que par l'existence d'un lien étroit, d'une part, faisant des eaux minérales une famille naturelle de médicaments, et, d'autre part, d'un rapport plus ou moins intime entre les maladies chroniques, qui, se rapprochant par un de leurs côtés, constituent à leur tour, jusqu'à un certain point, une classe naturelle de maladies.

Examinons ces deux assertions, en commençant par la dernière.

A. Les maladies chroniques sont de deux espèces : celles qui succèdent à des maladies aiguës et celles qui sont chroniques d'emblée.

Quand une maladie aiguë a franchi la période d'augment, pour peu qu'elle ait rencontré dans la constitution qu'elle a attaquée, de cet élément protéiforme qu'on appelle la diathèse, on voit bientôt l'aspect général de la maladie se modifier. Les symptômes locaux diminuent d'intensité, ce qui souvent simule une amélioration ; on s'aperçoit alors qu'il se fait une sorte d'équilibre morbide par suite duquel chaque organe, resté sain jusque-là, prend part au drame pathologique : toutes les fonctions souffrent de l'altération morbide primitive généralisée ; il en résulte un alanguissement général de l'action vitale, et la maladie chronique est constituée.

Si la maladie est chronique d'emblée, c'est que la diathèse était très-prononcée, qu'il a suffi de la moindre cause occasionnelle pour amener le développement de la maladie ; que celle-ci, dès les premières manifestations, a envahi l'économie tout entière et s'est installée, pour ainsi dire, au foyer de tous les organes. On voit que, dans le cas des maladies chroniques d'emblée, l'évolution morbide consiste simplement dans cette série de phénomènes que nous venons d'esquisser en décrivant la seconde phase du développement des maladies primitivement aiguës.

Ainsi, au fur et à mesure que les affections chroniques avancent dans leur évolution, elles marchent vers une période cachectique ou diathésique qui est commune à presque toutes. Cet élément nouveau est une barrière qui s'oppose à l'action des médicaments : on dirait que l'organisme se roidit contre la puissance physiologique des remèdes. C'est précisément ce point commun qui nous permettait de dire tout à l'heure que les maladies chroniques tendent à former une grande famille naturelle.

B. C'est aussi à cet élément commun, qui s'oppose à l'action médicamenteuse ordinaire, que s'adresse cet autre élément actif commun à toutes ou à peu près toutes les eaux minérales, élément que nous avons déjà fait pressentir et qui est leur propriété excitante, laquelle se manifeste toujours, au moins dans les premiers temps du traitement thermal.

Cette stimulation, plus ou moins forte selon la

station minérale dont il s'agit, est justement ce qui donne aux eaux minérales une supériorité sur les autres médicaments, en remettant l'organisme, au moyen de ce que Bordeu nomme le *remontement général*, en état de profiter de l'action médicamenteuse propre à l'eau minérale. Tous les auteurs s'accordent à reconnaître l'existence de cette excitation.

« Bien qu'il reste encore beaucoup à faire, dit
» M. le docteur Kuhn, en parlant de la constitution
» de la science balnéologique en corps de doc-
» trines, nous sommes déjà en possession d'un assez
» grand nombre de notions exactes qui peuvent
» servir de boussole...; ainsi on sait, par exemple :

» Que toutes les eaux minérales agissent plus
» ou moins par stimulation, du moins dans la pre-
» mière période du traitement thermal ;

» Que la stimulation est en raison directe du
» degré de température et du degré de saturation
» de l'eau, etc. (1).

» Les eaux minérales naturelles, qu'elles soient
» chaudes ou froides, qu'elles soient salines ou
» acidules, ferrugineuses ou sulfureuses, sont exci-
» tantes. Les maladies chroniques qui en récla-
» ment l'usage, après avoir résisté à nos méthodes
» classiques de traitement, ne guérissent qu'en
» passant par l'épreuve d'une excitation dont
» l'activité varie selon la température des eaux,

(1) *Revue d'hydrologie*, 1re année, p. 19.

» selon la nature des principes minéralisateurs et
» selon la susceptibilité vitale de chaque individu.
» Leur caractère thérapeutique sera donc l'excita-
» tion (1). »

Mais, quelque importante que soit cette excitation, elle ne constitue qu'une face de l'action
minérale ; elle rend sensibles aux médicaments,
c'est-à-dire curables, des affections qui, sans elle,
auraient résisté aux moyens les plus éprouvés et
les plus sûrs. Cela n'empêche pas chaque eau minérale de conserver des propriétés spéciales qui
en indiquent l'usage en des cas particuliers.

Cette stimulation si salutaire n'est pas l'effet de
quelque puissance occulte, étrangère à l'action
normale des eaux; si elle est si généralement
observée, c'est que l'effet le plus constant des
agents dont nous parlons est d'imprimer aux fonctions de la peau une nouvelle activité, en diri-
geant les fluides du centre à la circonférence. Ils
augmentent la transpiration, rétablissent d'anciens flux, d'anciennes éruptions ou provoquent
même un exanthème artificiel. Beaucoup d'entre
elles amènent presque assurément à la peau les
manifestations d'une syphilis constitutionnelle la-
tente. Il n'y a rien là de miraculeux, mais bien
une sorte de révulsion, comme l'avait établi
Alibert (2).

(1) Léon Marchand, cité par Alibert dans son *Précis historique sur les eaux minérales*. Paris, 1826, p. 11.
(2) *Op. cit.*, p. 10-13.

III.

Si les eaux minérales ont trouvé, de tous temps, un grand nombre de panégyristes plus enthousiastes qu'éclairés, plus crédules que convaincus, elles ont eu aussi, et ont encore aujourd'hui, un grand nombre de détracteurs systématiques, qui se prononcent avec d'autant plus d'assurance qu'ils sont moins bien renseignés. Nous allons examiner rapidement la valeur de quelques-unes de leurs objections.

A. Comment se peut-il faire, disent-ils, qu'une même eau minérale guérisse tant d'affections différentes? Un peu de réflexion suffira pour montrer que cette objection, regardée comme la plus puissante et ayant pour elle toutes les apparences, n'a cependant aucun fondement.

En effet, un malade arrivant aux eaux minérales, dans un établissement bien *outillé*, passez-moi le mot, voyons de combien de moyens puissants on dispose pour le traitement qu'il vient suivre.

D'abord le bain minéral, avec toutes ses variations de température et de durée, ce qui donne déjà les ressources diverses du bain tiède court, du bain prolongé, puis du bain très-chaud, si différent des premiers que le poids du corps augmente dans ceux-là et diminue dans celui-ci, et que l'action thermale efface l'action minérale dans le dernier, tandis qu'elle lui laisse une bonne part dans les premiers; — puis l'étuve, moyen puissant qu'on chercherait en vain avec une organisation convenable hors des établissements spéciaux; — puis toutes les variétés de douches, chaudes, froides, écossaises, en colonne, en arrosoir; ascendantes vaginales, ascendantes intestinales; descendantes, horizontales; — puis l'eau en boisson, — puis l'eau en inhalations, etc.

Si donc nous revenons à l'objection, nous devrons la formuler ainsi : l'emploi simultané, combiné, raisonné, de ces différents moyens suffit-il pour expliquer la guérison de maladies variées? Nous pensons qu'il n'y a pas deux manières possibles de répondre.

B. On a aussi prétendu que toute l'action des eaux minérales vient des distractions du voyage, du changement d'air et de pays, des promenades, de l'absence des préoccupations, etc.

« *The change of air and scene,* disent quelques
» médecins anglais, voilà ce qui constitue dans
» leur opinion tout le mérite des sources minérales
» les plus renommées.

» Nous nous empressons de reconnaître toute
» l'importance de ces circonstances accessoires, et
» nous pensons que, appliquées avec discerne-
» ment, elles secondent puissamment les effets des
» eaux.... Mais ces influences accessoires toutes
» seules ne sauraient produire les effets souvent

» héroïques que l'on obtient de l'emploi bien en-
» tendu des eaux minérales (1).

» Ainsi, la vue d'un paysage nouveau n'a jamais
» guéri ni une dartre ni une nécrose, et je ne sache
» pas de paralysie que l'aspect d'une cascade,
» quelque belle qu'elle soit, ait suffi pour faire
» disparaître. Si les eaux agissaient sur l'imagina-
» tion seule, comment expliquer que celles de Cau-
» terets, de Luchon, du Mont-Dore, guérissent si
» fréquemment les chevaux atteints de la pousse
» et d'autres affections chroniques de la poi-
» trine (2)? »

En définitive, à quoi revient cette objection,
qui n'en est pas une pour nous? Elle consiste à re-
procher·à un médicament d'être administré dans
les meilleures conditions, ce qui est loin d'arriver
souvent lorsqu'il s'agit de la médecine ordinaire.
Il vaudrait mieux, ce nous semble, en souhaiter
autant pour toutes les médications qui fréquemment ne doivent leurs insuccès qu'aux circonstances défavorables qui les ont accompagnées.

C. Si nous avons cru devoir établir, un peu
plus haut, que l'action stimulante des eaux n'a
rien que de parfaitement explicable par les lois
naturelles, c'est que quelques auteurs, des plus en
vogue, et jusqu'en ces derniers temps, n'ont pas

(1) Herpin (de Metz); *Études sur les eaux minérales*. Paris,
1855, p 180.

(2) C. James, *Guide pratique aux eaux minérales*, 4e édit.
Paris, Av. propos, p. IV.

craint de faire appel à une influence occulte, di-
vine, magique, pour ainsi dire, pour expliquer
l'action curative des eaux. Cette opinion a son
origine dans cet amour du merveilleux, cette tendance au mysticisme, ce besoin de l'inconnu, en
raison duquel, chaque jour, sous le prétexte de
rappeler à l'homme ses limites et de modérer ses
prétentions à tout expliquer, on favorise l'appari-
tion et le succès plus ou moins durable de ces
théories rétrogrades, de ces fantômes de sciences
aussi pretentieuses que ridicules, et dont nous
n'avons que trop d'exemples depuis quelques
temps. Alibert, lui-même, dont l'ouvrage a eu de
la célébrité, n'a pas échappé à cet entraînement
au merveilleux. « Il y a, dit-il, dans ces phénomènes, comme dans beaucoup d'autres, quelque
chose de divin qu'on ne s'explique pas (1). »

Voici comment d'ordinaire on formule l'objection : un grand nombre d'eaux minérales procurent, prétend-on, des guérisons très-sérieuses, et
n'ont, d'après les meilleures analyses, qu'une minéralisation insignifiante, incapable d'expliquer
d'aussi puissants effets. Il faut donc ou nier les
faits, ou admettre comme force curative autre
chose que la minéralisation. Nous sommes tout à
fait de cet avis, ce qui ne nous empêchera pas,
nous l'espérons, de nous tirer de cet embarrassant
dilemme sans le secours ni des nymphes, ni des

____

(1) *Op. cit.*, p. 49.

esprits vitaux, ni de l'âme des eaux, ni des autres pouvoirs mystérieux *ejusdem farinæ*.

Et d'abord, pour ce qui regarde la composition chimique, sommes-nous bien certains de la connaître tout entière et exacte? Chaque jour, la chimie, grâce aux progrès des procédés analytiques, ne rectifie-t-elle pas des erreurs, ne complète-t-elle pas des analyses? Or, les moindres quantités de substances oubliées ont d'autant plus d'importance, quand il s'agit de baser une opinion, que l'action d'une eau minérale n'est pas spécialement celle de tel ou tel principe, mais bien une action moyenne que nous ne pouvons mieux faire sentir qu'en la comparant à la résultante mécanique de plusieurs forces composantes, résultante dont la direction et la puissance définitive dépendent de chacune des composantes, quelque insignifiante qu'elle paraisse prise à part.

Puis, avant de recourir aux divinités protectrices, aux fluides bienfaisants, voyons déjà ce que nous avons sous les yeux. Songeons que dans le bain très-chaud, par exemple, qui est d'un usage si avantageux, l'action thermale l'emporte infiniment sur l'action minérale ; — que, dans l'administration des douches, on perd souvent de vue la composition de l'eau ; — que l'étuve est dans le même cas que la douche, etc. Remarquons que les eaux les moins minéralisées sont précisément les mieux fournies en moyens accessoires ; — que les eaux froides, pour lesquelles ils ne peuvent guère

être mis en usage, sont presque toujours des eaux
bien plus spéciales que les eaux thermales, etc.
Nous dirons alors avec M. Herpin, « qu'il est inu-
» tile et superflu d'aller chercher dans des causes
» surnaturelles, occultes ou inconnues, l'explica-
» tion naturelle de faits et de guérisons très-re-
» marquables sans doute, mais qui n'ont rien que
» de très-naturel et de très-simple ; » et nous ajouterons qu'on ne saurait trop lutter contre ce pen-
chant au merveilleux, qui a pour résultat de
rendre suspectes aux esprits faibles ces admirables
lois de la nature, qui nous semblent admirables
surtout par leur fixité qui résiste à tout et leur
puissance qui suffit partout.

ÉTUDES CLINIQUES

SUR LES

EAUX DE PLOMBIÈRES.

CHAPITRE PREMIER.

COMPOSITION CHIMIQUE DES EAUX DE PLOMBIÈRES.

Nous ne voulons nous arrêter qu'un instant sur la question de la composition et des propriétés chimiques des eaux de Plombières, malgré l'importance que nous lui connaissons, et cela pour plusieurs raisons. D'abord, nous avons surtout l'intention de nous occuper des propriétés curatives des eaux; nous voulons donc simplement faire connaître ici le médicament dont nous allons étudier les effets; puis, des travaux considérables de captage, et d'aménagement ayant été effectués dans ces derniers temps, tout ce qui regarde les anciennes dénominations des sources, leur nombre, leur rendement, leur température, et jusqu'à un certain point leur composition chimique, sera profondément modifié. Les hommes habiles auxquels tous ces travaux ont été confiés ne pourront manquer de nous faire profiter de leurs observations et de leurs recherches.

Nous nous contenterons de mettre sous les yeux du lecteur un tableau représentant deux analyses de la source du Christ, une des principales. Ces deux analyses faites à plusieurs années de distance sont dues l'une à M. O. Henry, l'autre à MM. O. Henry et Lhéritier; toutes deux sont extraites de l'Hydrologie de Plombières de ces deux auteurs (1).

ANALYSE DE M. O. HENRY.

Acide carbonique libre. . .	0,1690
Bicarbonate de soude *anhydre*.	0,1683
Bicarbonate de.chaux.	0,0187
Bicarbonate de protoxyde de fer.	0,0070
Sulfate de soude *anhydre*. . .	0,0090
Sulfate de chaux. . . .	Traces inapp.
Chlorure de sodium et de magnésium.	0,0120
Silice.	0,0560
Matière azotée organique. . .	0,0290
Alumine et phosphates, traces.	0,0080
Total. . .	0,4770

ANALYSE DE MM. O HENRY ET LHÉRITIER

Acide silicique.	0,0200
Alumine.	0,0120
Si.icate de soude ($3NaO+2SiO^3$)	0,0518
Silicate de potasse	0,0080
Silicates ⎰ de chaux. ⎱ ⎱ de magnésie. ⎰ .	0,0454
Chlorure de sodium. ⎱ Chlorure de potassium. ⎰ . . .	0,0450
Sulfate de soude, supposé anhydre	0,0818
Arséniate de soude.	0,0006
Oxyde de fer.	Traces sen.
Phosphate terreux. . . .	Très-Sens.
Lithine.	*Id.*
Iodure.	Indices.
Acide borique ou borate. . .	?
Fluor ou fluate.	?
Mat. organique azotée. . . .	0,0200
Total. . . .	0,2838

L'analyse de MM. O. Henry et Lhéritier diffère surtout de l'autre et des précédentes, en ce que, d'après les résultats qui y sont exposés, les carbonates que Nicolas, Vauquelin, etc., avaient signalés sont remplacés par des silicates. Les carbonates trouvés jusqu'ici étaient, d'après MM. Henry et Lhéritier, le résultat d'altérations chimiques qui avaient inévitablement lieu en suivant les anciens

(1) O. Henry et Lhéritier; *Hydrologie de Plombières,* Paris, 1855.

procédés d'analyse. Tous les observateurs précédents ont en effet remarqué que, quand on évapore à l'air libre les eaux de Plombières, on trouve, dans le résidu desséché, une certaine quantité de carbonates; « mais, » ajoutent MM. Henry et Lhéritier, « si l'évaporation est faite dans une cornue, à
» l'abri de l'air atmosphérique remplacé par une
» atmosphère d'hydrogène, le résidu de l'opéra-
» tion, introduit sous le mercure, ne fournit au-
» cune bulle de gaz carbonique au contact d'un
» acide; il se fait seulement un magma gélatini-
» forme siliceux.

« Lorsque, au contraire, on introduit un cou-
» rant d'acide carbonique dans une solution de si-
» licate de soude, l'acide silicique est bientôt éli-
» miné sous forme de gelée, et le liquide fournit du
» carbonate. La même chose arrive quand on laisse
» une solution silicatée exposée à l'air, sur des
» assiettes ou dans un bocal à large ouverture;
» ces essais démontrent que si dans le résidu fixe
» obtenu par l'évaporation à l'air libre des eaux
» silicatées de Plombières, on trouve constam-
» ment des carbonates, *ces carbonates ne sont que*
» *de formation secondaire et qu'ils proviennent de*
» *silicates primitifs* (1). »

Ces raisons nous semblent, en effet, établir suffisamment la présence des silicates; nous désirons néanmoins que des analyses répétées non-seulement des eaux de Plombières, mais aussi des autres

(1) *Op. cit* , p. 96.

sources émergeant des roches granitiques, viennent corroborer cette donnée, importante au moins autant au point de vue chimique que sous le rapport thérapeutique. L'expérience a, en effet, prouvé que les eaux minérales de Plombières agissent comme des eaux alcalines, et quand même la science établirait qu'elles sont non pas carbonatées, mais silicatées, cela ne pourrait suffir pour les déclasser, quoique nous soyions loin d'admettre comme totalement indifférent que l'eau soit silicatée ou carbonatée.

Une autre découverte importante, celle de la présence de l'arsenic, a encore eu lieu dans le temps qui a séparé les deux analyses. Depuis cette époque, on lui a fait sa part dans l'action minérale ; mais, nous craignons qu'on n'ait mis trop d'enthousiasme à fêter sa bienvenue.

Nous avons expliqué plus haut comment nous entendons qu'une eau minéralisée agit non par tel ou tel principe, mais *en bloc*, et suivant une *résultante*, dont la puissance et la direction dépendent de la *composante* en apparence la plus insignifiante. Tout ce que nous pouvons admettre, c'est que dans une composition minérale, tel ou tel composant, soit par sa puissance médicamenteuse, soit par sa grande proportion, puisse faire pencher la résultante de son côté. Ainsi, dans l'eau de Plombières, par exemple, les alcalins et l'arsenic sont évidemment des agents influant grandement sur le résultat final. Est-ce à dire pour cela que le rôle des autres principes disparaisse en face de celui qu'ils remplissent? Nous ne pouvons l'admettre; et par conséquent nous n'acceptons pas l'opinion exprimée par MM. O. Henry et Lhéritier, opinion qui attribue toute l'action médicamenteuse des eaux de Plombières à l'arsenic. Il joue un grand rôle, c'est vrai; mais il ne fait que contribuer à cet effet moyen où chacun a sa part, même la glairine, « matière onctueuse, émolliente, » qui ne reste pas « étrangère à l'effet le plus ordinaire des eaux de » Plombières, la stimulation, » mais sans laquelle elles seraient probablement plus stimulantes. Nous ne souscrivons donc pas à cette formule si exclusive, qui veut que l'arsenic soit « la seule substance » qui puisse peut-être expliquer l'action curative » des eaux de Plombières, en dehors des propriétés » qu'elles tiennent de leur température, de leur » *état d'eau* et de l'ensemble même de leur composition chimique (1)? »

L'arsenic, d'après les mêmes auteurs, agirait comme altérant; mais trois semaines sont-elles un temps assez long pour obtenir un effet altérant, qu'on sait parfois si long à se prononcer?

Nous ajouterons, à titre de renseignements, que la chaleur des eaux de Plombières varie depuis la température froide jusqu'à celle de 70° c. et au delà; — que la ville possède une source ferrugineuse très utilisée pendant la saison, et qui renferme le

____

(1) *Op. cit.*, p. 112.

fer à l'état de bicarbonate, de crénate et d'arséniate (O. Henry et Lhéritier).

CHAPITRE DEUXIÈME.

MODES D'ADMINISTRATION ET ACTION PHYSIOLOGIQUE DES EAUX DE PLOMBIÈRES.

Les eaux de Plombières sont administrées sous toutes les formes, ce qui offre au médecin des ressources précieuses, et lui permet d'agir dans des cas où, s'il ne pouvait appliquer l'eau qu'en bain et en boisson, par exemple, il se verrait réduit à l'inaction, ou n'obtiendrait que des insuccès. On fait, à Plombières, usage de l'eau en boisson, en bains, en douches de toutes sortes, en étuves. Nous allons étudier rapidement chacun de ces mo des d'administration.

I. Boisson.

L'usage de boire les eaux de Plombières date de très-loin, il remonte à peu près aussi haut que les documents historiques positifs sur la manière de les appliquer. Berthemin (en 1615) (1) prétend bien que les médecins du duc de Lorraine, assemblés par lui au sujet d'une douleur d'estomac, lui conseillèrent l'usage à l'intérieur des eaux de Plombières *que personne ne beuvoit avant lui*. Mais, malgré cette

(2) *Traité des eaux de Plombières.*

assertion et celle de Lemaire, qui assure (1) que les sources ne pouvaient servir de buvettes avant Berthemin, puisque de son temps elles sont encore inabordables ou à peu près, il est prouvé par les témoignage de Taignard (1581) et de Jean Gontier (1585) que, longtemps avant Berthemin, on avait déjà l'habitude de boire les eaux de Plombières. Sans cela, comme le fait remarquer Demangeon, les médecins du duc Henri II « eussent été bien osés « et bien téméraires de faire un pareil essai sur la » première tête du pays (2). »

On boit à Plombières l'eau de plusieurs sources, les unes froides, les autres chaudes. Les eaux froides, usitées en boisson, sont l'eau de la source Bourdeille, ferrugineuse, qui répond à des indications que chacun connaît; l'eau savonneuse, moins minéralisée que l'eau thermale, peu usitée, sinon à table où elle est trop souvent mise en usage sans ordonnance du médecin. C'est surtout des eaux thermales que nous nous occuperons.

On utilise, en boisson, l'eau de la source du Christ (48° c.) et celle de la source des Dames (52° c.). Ce qui frappe surtout ceux qui boivent l'eau de Plombières, c'est la facilité avec laquelle, sans la moindre répugnance, et contrairement à leur attente, ils peuvent l'ingérer ; sa température est si peu un obstacle à son usage qu'aujourd'hui

(1) *Essai sur la manière de prendre les eaux de Plombières.* Remiremont, 1748.

(2) Demangeon, *Plombières, ses eaux et leur usage,* 1835.

presque tous les baigneurs préfèrent l'eau des
Dames à celle du Christ, d'une température moins
élevée (4 degrés).

La digestion de l'eau thermale est très-rapide ;
elle se fait presque tout entière dans l'estomac et
ordinairement avec la plus grande facilité. Les observateurs s'accordent à attribuer à l'eau prise
ainsi la faculté de réveiller l'appétit, d'activer les
fonctions digestives, et en général toutes les fonctions de nutrition ; et enfin, de provoquer, en s'é-
liminant, une suractivité des excrétions sudorales
et urinaires.

Sur l'intestin, l'effet est variable ; généralement
la constipation, mais peu opiniâtre, suit la boisson
des eaux ; mais, néanmoins, elles opèrent quelquefois un effet contraire : elles purgent légèrement, sans beaucoup d'inconvénient, au point
que Lemaire disait : « J'ai peu vu de personnes
« purgées par la boisson de ces eaux, en qui elles
« n'aient pas réussi à souhait. » Cette opinion
nous semble un peu hardie, cependant l'observation suivante prouve que l'effet purgatif, s'il n'est
pas utile, n'est pas nuisible à l'effet des eaux.

Obs. 1re. — M. de ...., gentilhomme russe, âgé de 40 ans
environ, vint à Plombières, au milieu de l'hiver, d'après
le conseil de M. le docteur De Montet, de Vevey, où il venait de prendre une saison, après une autre infructueuse-
ment passée à Marienbad.

C'est un homme d'une constitution athlétique, d'un tem-
péramment nerveux-sanguin, d'une taille très-élevée, d'une
grande puissance musculaire. Pendant toute sa jeunesse,

il a joui d'une excellente santé, jusqu'à une époque qui remonte à environ 15 ans, et où il fut atteint d'une hépatite aiguë, qui, après une assez longue durée, céda à un traitement surtout antiphlogistique. Mais la guérison ne fut pas parfaite, et quelques écarts de régime, quelques atteintes de rhumatismes, tantôt viscéraux, tantôt musculaires, contraignirent M. de... à recourir fréquemment aux soins médicaux. Il faisait souvent usage de ventouses scarifiées, de sangsues au siége, de purgatifs légers. — Les digestions languissaient, les évacuations se faisaient mal, la bouche devenait amère ; de temps en temps survenaient des coliques, des nausées, des dégoûts ; l'appétit diminuait de jour en jour ; le moral s'en ressentait ; le malade craignait de devenir hypochondriaque.

A son arrivée à Plombières, nous constatâmes les symptômes suivants : face légèrement terreuse, conjonctives jaunâtres ; pouls normal ; toux sèche, très-peu fréquente ; peau généralement froide ; pieds habituellement glacés, malgré toutes les précautions. A l'auscultation, rien de particulier dans la poitrine, excepté quelques sibilances insignifiantes ; le ventre est gros, tendu ; borborygmes fréquents ; le foie, hypertrophié, dépasse les fausses côtes de quatre travers de doigt ; selles rares, pénibles, bilieuses ; appétit à peu près nul ; hémorroïdes nonfluentes (elles ont donné quelquefois un peu de sang) ; les digestions sont très-lentes et très-difficiles ; le malade prend souvent pour les favoriser le jus de deux ou trois citrons, pur.

Il y a eu autrefois quelques accidents spécifiques, primitifs, guéris après un traitement suffisant.

Nous prescrivons chaque jour un bain de deux heures, à 35° c., suivi d'une douche de 10 minutes de durée, à 36° ou 37°, donnée d'abord à travers l'eau du bain, puis à nu, et dirigée sur le foie, puis sur tout le corps,—à l'intérieur, et progressivement, de 2 à 6 verres de l'eau de la Source des Dames (1). Dès le premier jour, l'eau produit un effet

(1) Le malade étant venu au milieu de l'hiver, nous ne pouvions disposer des douches ascendantes, dont on n'autorise l'usage que pendant les saisons réglementaires, de mai à septembre,

purgatif, léger, amenant deux bonnes selles par jour. Au bout de huit jours, l'appétit reparaît, le ventre reprend son volume ; les selles deviennent solides ; la gaîté revient. Après quinze jours de traitement nous constatons que le foie est diminué de volume et ne dépasse plus que de 5 centimètres environ le rebord des côtes; l'appétit est satisfaisant; les pieds ont cessé d'être froids *habituellement*, et après un mois de traitement, le teint est naturel, les selles normales ; le foie a conservé les dimensions notées plus haut. A cette époque, sous l'influence d'un refroidissement, résultat d'une imprudence, survient une névralgie rhumatismale du bras gauche, laquelle retient pendant trois semaines le malade à Plombières, et nous permet de constater le maintien du bon état de ses fonctions gastro-intestinales. — Après ce laps de temps, M.... quitte Plombières guéri de sa névralgie et digérant parfaitement.

Nous ne sommes pas éloigné de croire que l'effet purgatif qui suivait chaque jour la boisson de l'eau, a été pour beaucoup dans la disparition de cette pléthore abdominale qui était l'élément le plus désagréable de la maladie de M. de B...

Quelquefois, les avantages qu'on retire de l'eau prise en boisson ne se font sentir qu'après qu'on a traversé un état moins satisfaisant que M. le docteur Hutin dépeint ainsi : « la langue se charge d'un léger enduit blanc ou jaunâtre, la bouche est fade ou mauvaise, l'appétit nul; il y a presque dégoût pour les aliments; la constipation est opiniâtre; il y a malaise, courbature, découragement et insomnie (1). »

un seul bain (Bain romain), demeurant à la disposition du public pendant le reste de l'année.

(1) Ph. Hutin, *Guide des baigneurs aux eaux minérales de Plombières*, 3ᵉ éd, 1849, p. 133.

II. Bain.

L'étude du bain minéro - thermal comprend
deux problèmes qui doivent être étudiés séparé-
ment. Le premier a trait à l'action de l'eau consi-
dérée indépendamment des substances qu'elle renferme, et simplement comme conducteur du calorique ; le second se rapporte à l'absorption des
substances dissoutes dans l'eau, et à leur action
physiologique.

A. *Du bain considéré au point de vue de sa température,
indépendamment de la composition de l'eau.*

Les effets des bains varient considérablement selon la température qu'on leur donne ; ces variations
sont même tellement importantes que nous ne craignons pas de regarder les bains tièdes et les bains
chauds comme deux médicaments différents, ayant
jusqu'à un certain point des actions physiologiques
opposées.

a. Bain tiède.

Lemaire se plaint que les médecins de son temps
(1748) ne sont jamais d'accord sur ce qu'on doit
entendre par un bain tiède ; cette réflexion aurait
certainement pu être reproduite bien des fois depuis ;
néanmoins, aujourd'hui on paraît s'accorder à
donner le nom de bain tiède à celui qui est, à peu
près, à la température du corps humain, c'est-à-dire
à 35 ou 36° c. Voici, d'après M. le docteur Kuhn,
les effets immédiats du bain tempéré. « Les bains

» d'eau douce au degré d'indifférence produisent
» un sentiment de bien-être général et une sorte
» de détente qui se propage sympathiquement de
» la surface cutanée aux parties internes; ils ont
» pour effet d'équilibrer, de régulariser l'action
» nerveuse, et de répartir d'une manière égale et
» uniforme l'activité vitale dans tout l'organisme.
» Aussi sont-ils sédatifs ou modérateurs par excel-
» lence et doués de la propriété de donner plus de
» de facilité, plus d'aisance au jeu des fonctions.
» S'il existe dans l'économie un travail fluxion-
» naire ou d'excitation, ni trop ancien, ni trop in-
» tense, ils l'éparpillent en quelque sorte entre
» tous les secréteurs et sur toute la périphérie, et
» parviennent ainsi à dissiper des mouvements
» congestionnels fixés sur un point plus ou moins
» circonscrit; ainsi s'explique le bien-être qu'ils
» produisent à la suite des grandes fatigues. »

« Ce qui caractérise ces sortes de bains, c'est
» qu'ils ne provoquent point de réaction : s'ils ra-
» mènent l'équilibre, c'est sans secousse; s'ils
» calment, c'est uniquement parce qu'ils rétablis-
» sent l'harmonie en faisant cesser les causes de
» trouble et d'excitation (1). »

M. le docteur Kuhn admet que, à cette température indifférente, la chaleur du sang n'étant nul-
lement contrariée, « l'absorption ni l'exhalation
» n'étant sollicitée, le mouvement diffusionnel

____

(1) *Revue d'hydrologie méd.* 1re année, p. 57.

» languit ou cesse tout à fait. » Mais, cette opinion
n'est pas admise par tous, et M. le professeur Lon-
get (1) après avoir cité les expériences de Seguin qui
niait l'absosption, et celles contradictoires de Ber-
thold, Dill, Madden, etc., ajoute que si, dans le
bain tiède, le corps n'augmente ni ne perd en poids,
cela « ne veut pourtant pas dire qu'il n'y ait pas eu
» d'eau absorbée : on est, au contraire, autorisé à
» affirmer qu'il y a eu une quantité d'eau absorbée
» correspondante à celle qui, pendant la durée du
» bain, est sortie normalement de l'organisme. »

Quoiqu'il en soit de toutes les expériences entre-
prises jusqu'à ce jour pour résoudre le problème
de l'absorption cutanée, expériences qui souvent se
contredisent, on peut établir comme positif qu'au-
dessous de la température du sang, l'absorption
domine, et qu'au dessus, c'est l'exhalation qui
l'emporte.

A la question de la température se lie étroitement
celle de la durée du bain, qui, très-importante
quand il s'agit de l'absorption des principes dissous, l'est encore beaucoup quand il s'agit du bain
en lui-même. La question du bain prolongé se rat-
tache exclusivement à celle du bain tiède, le bain
chaud prolongé n'étant pas toléré.

L'action du bain prolongé n'est autre que celle
du bain tiède portée à son maximum d'intensité :
l'absorption de l'eau devient alors très-considéra-
ble, un équilibre parfait tend à s'établir, ou s'établit

______

(1) *Traité de Phys*. T. I, p. 296.

en effet dans toute l'économie; la température se
régularise et s'égalise dans toutes les parties du
système cutané etpartantdanstoute l'organisation;
l'excitation nerveuse disparaît, pour faire place au
calme le plus complet, et tout cela se fait lente-
ment, pas à pas, pour ainsi dire, sans tumulte, sans
secousse.

Ces précieuses propriétés des bains tièdes prolongés les ont fait employer, en dehors du cercle
du traitement thermal ordinaire, pour combattre
certainesaffectionsd'uncaractèresuraigu, lamanie,
par exemple. Bon nombre de praticiens, et notam-
ment mon beau-père, le docteur Turck, en obtien-
nent chaque jour les meilleurs résultats dans le
traitement des maladies, soit aigues, soit chroniques. « On ne fait pas, en général, un assez grand
» usage des bains prolongés, » dit M. Durand-
Fardel. « Des considérations extra-médicales en
» sont souvent l'unique cause. C'est ainsi qu'un
» nombre insuffisant de baignoires force de rac-
» courir le bain (1). » Mais, comme le fait remarquer le même auteur, les piscines sont surtout bien
appropriées aux bains prolongés à cause du renou-
vellement continu de l'eau, de la société qui y est
réunie, etc. La durée du bain prolongé, qui, dans
les affections aiguës, est presque indéfinie (2), est

(1) Durand-Farde, *Traité thérapeutique des eaux minérales,*
Paris, 1857.

(2) V. L. Turck, *Du Mode d'action des eaux de Plombières,*
4* éd. Paris 1847.

toujours, dans les cas chroniques, de trois ou quatre heures, ou plus. A Plombières, ou se trouvent de nombreuses piscines, on peut en faire très-aisément usage.

b. Bain chaud ou très-chaud.

Quand la température d'un bain dépasse celle du sang, on donne au bain la qualification de *chaud;* pour peu que cette température s'éloigne de 35°, le bain devient *très-chaud;* mais ces dénominations n'ont rien de rigoureusement limité.

Nous avons déjà dit que l'exhalation l'emporte sur l'absorption dans le bain chaud; de plus, et surtout quand l'eau est peu minéralisée, l'action minérale s'efface, et le calorique devient le seul agent actif, avec l'eau pour véhicule : c'est probablement ce qui arrive à Plombières. Le bain très-chaud, à la condition qu'il soit très-court, est un puissant modificateur, dont l'action a besoin d'une surveillance incessante.

« Les bains chauds, » dit M. le docteur Kuhn, et il entend par là les bains dont la température varie de 35 c. à 50° c., « ont pour effet d'augmen-
» ter l'activité du système vasculaire, d'accélérer
» la circulation et d'appeler vers la peau et la mu-
» queuse aérienne un mouvement sécrétoire ou
» d'exhalation plus ou moins intense. Ils provo-
» quent un mouvement centrifuge tout comme les
» bains frais déterminent un mouvement cen-
» tripète.

» Par leur action sur l'appareil circulatoire, ils
» produisent une stimulation générale, un état de
» surexcitation dans l'organisme, et peuvent de-
» venir plus ou moins nuisibles ou dangereux chez
» les sujets nerveux, chez ceux qui sont disposés à
» des congestions de tête ou à des hémorrhagies,
» et chez toutes les personnes affectées de mala-
» dies du cœur ou des gros vaisseaux.

» Mais, par cela même qu'ils accélèrent la cir-
» culation et qu'ils déterminent un transport
» fluxionnaire vers la périphérie, les bains chauds
» communiquent un surcroît d'activité, une cer-
» taine secousse aux fonctions de la vie organique ;
» ils sollicitent le travail des absorbants intérieurs,
» et favorisent ou déterminent, par le mouvement
» éliminatoire qu'ils suscitent, le départ des prin-
» cipes morbifiques ou la résolution d'engorge-
» ments viscéraux.

» Ce qui les caractérise, par conséquent, c'est
» leur qualité stimulante et leur aptitude à provo-
» quer dans la sphère organique un travail élimi
» natoire, dépuratif et résolutif (1). »

« Le bain très-chaud l'emporte de beaucoup en
» activité sur l'étuve même, à égalité de tempéra-
» ture. Cela s'explique et par la densité de l'eau,
» bien plus grande que celle de sa vapeur, et par
» sa minéralisation (2). » Nous venons de dire
comment les principes minéralisateurs de l'eau

(1) *Loc. cit.*, p. 58.
-(2) L. Turck, *op. cit.*, p. 44.

n'ont plus guère dans le bain très-chaud qu'une
action *topique*, à cause de l'intensité de l'exhalation.

B. *De l'absorption des principes minéraux, et de leur action physiologique.*

Nous avons donné plus haut, comme un fait
admis, l'absorption de l'eau par la peau. En effet,
les objections soulevées par Seguin et son école
ont du être abandonnées en présence des observations répétées de nombreux expérimentateurs parmi
lesquels nous citerons Bertohld, Madden, Collard
de Martigny, Kuhn, etc. Nous ne craignons pas
d'avancer une chose non généralement admise en
formulant la proposition suivante : quand la température du bain est au-dessous de celle du sang,
(28° à 35°, par ex.) le corps augmente en poids;
quand elle est au-dessus de celle du sang (38° et plus)
le poids du corps diminue; il reste sensiblement le
même à une température voisine de celle du
sang.

Rapprochons de ces formules celles de M. le
docteur Kuhn : « Si la température d'un bain des-
cend au-dessous de 35° ou de 30°, l'exhalation cutanée s'arrête, l'absorption commence et augmente
à mesure que le bain devient plus frais. Aussi l'im-
bibition activée par le bain frais détermine-t-elle
une abondante diurèse. Si au contraire la température du bain dépasse 30° ou 35°, l'absorption s'arrête et l'exhalation cutanée se manifeste avec une

activité qui est en raison même de la chaleur du bain.

Si nous comparons ces formules à la nôtre, nous verrons qu'elles disent plus, en ce sens qu'elles affirment qu'il n'y a pas d'absorption dans le bain chaud et pas d'exhalation dans le bain froid ; ajoutons, sans pouvoir citer toutes les preuves à l'appui, ce qui nous conduirait trop loin, qu'elles disent probablement trop ; et que, dans le bain chaud, l'exhalation est simplement plus considérable que l'absorption, mais que celle-ci a néanmoins lieu, et réciproquement pour le bain tiède.

Entrant encore plus loin dans notre sujet, nous arrivons à la question de l'absorption des substances dissoutes dans l'eau. N'oublions plus que nous sommes sur un terrain peu exploré et mal connu ; n'accordons donc plus aux résultats qu'on donnera comme positifs qu'une confiance *provisoire*. Homolle, dans un travail récent (1) sur l'absorption cutanée, pose la conclusion que voici : L'absorption se fait, quand l'eau est chargée de certains principes » dissous, comme si la peau était douée d'une sorte » de force catalytique, en vertu de laquelle e!le opé- » rerait un départ entre les molécules constituantes » de certains composés chimiques, pour exercer une » absorption élective sur l'un des composants à » l'exclusion de l'autre. » Il résulterait de cette proposition, si elle était vérifiée, que la connais-

(1) De l'absorpt. par le tég. externe chez l'homme dans le bain. Union méd. 1853, p. 462.

sance de la composition chimique, d'une eau minérale ne pourrait pas suffire pour donner une idée
juste des principes absorbés, car la peau pourrait
modifier certains composés chimiques au point de
lutter avec avantage contre les forces d'affinité.
Ce serait là accorder au tégument une puissance
extraordinaire que rien dans sa composition anato-
mique n'expliquerait. D'un autre côté les principes
chimiques minéralisant les eaux naturelles, peuvent bien former entre eux des composés naturels
salins qui sont loin de correspondre à ceux que nos
analyses *rationnelles* nous donnent; de sorte
qu'avant d'admettre les expériences d'Homolle et
surtout avant d'en appliquer les conclusions aux
eaux minérales, il faut attendre de nouvelles preuves et se contenter de reconnaître, sans rien pré-
ciser, que les principes des eaux minérales sont
absorbés avec l'eau qui les dissout.

Cela posé et admis, voyons quels seront les effets
physiologiques des eaux de Plombières prises soit
en bains, soit en boisson, soit sous les deux formes
à la fois.

Ces effets se rapprocheront nécessairement beaucoup de ceux attribués aux eaux dites alcalines
(parmi lesquelles nous rangerons les eaux de Plombières). La présence de l'arsenic dans le composé
minéral nous expliquera les différences entre les
effets observés à Plombières et ceux attribués aux
alcalins en général.

La physiologie des eaux minérales, étudiée plus

ou moins par tous les auteurs, qui ne lui ont pas toujours donné l'importance qu'elle mérite, loin de là, a pris, dans le livre récent de MM. Pétrequin et Socquet, le rang d'une science sérieuse, consciencieusement et savamment étudiée. Nous prendrons ces auteurs pour guides sur ce qui regarde les eaux alcalines en général, et, suivant l'ordre d'études adopté par eux, nous chercherons à apprécier l'action physiologique du bain de Plombières sur les différents systèmes organiques. Il est entendu que cette étude comprendra celle de l'action de l'eau prise en boisson.

A. Malgré l'obscurité qui règne encore aujourd'hui sur toutes les questions relatives à l'absorption cutanée, il est incontestable que les alcalins sont les substances qui passent dans le sang avec le plus de facilité; les observateurs sont d'accord sur ce point. MM. Homolle (1) et Oss. Henry fils (2) ont contribué à faire adopter cette opinion, qui est toute en faveur de l'absorption des eaux de Plombières. Le premier effet de ces bains sur la peau consiste dans une sorte de savonnage qui la débarrasse des furfures épidermiques; puis survient une stimulation légère ou forte, suivant la température, stimulation qui ne va jusqu'à l'éruption (gale des eaux) que dans des cas exceptionnels. Cette éruption n'est pas due toute entière à la température; nous pensons que les principes alcalins

(1) *Loc. cit.*
(2) *Essai sur l'emploi hygiéniq. et thérap. des bains; Thèse* 1855.

et autres en sont en grande partie la cause, nous écartant en cela de l'opinion de M. Lhéritier.

Prise à l'intérieur l'eau minérale de Pombières, est parfaitement supportée, comme nous l'avons déjà dit; son influence sur l'appétit qu'elle réveille lui est commune avec presque toutes les eaux alcalines, mais ici les indications sont spéciales, et ces eaux sont supportées et amènent de bons effets dans des cas où d'autres ne sont pas tolérées, et réciproquement.

L'action sur le foie est aussi très-active, et presque immédiate. « La physiologie nous apprend que » presque toute l'eau alcaline prise en boisson, » traverse le foie : on sait aujourd'hui, depuis les » belles expériences de Panizza *(archiv. de médec.* » 4ᵉ série, II-85) et celles de M. Chatin *(Acad. des* » *Sciences,* t. xviii) que l'absorption des sels solu- » bles pris en boisson se fait, au moins en plus » grande partie, par les veines de l'estomac et de » l'intestin grêle, lesquelles venant aboutir aux » radicules de la veine-porte, transmettent au foie » la totalité du sang qu'elles renferment et des » substances qui y ont été introduites (1). »

C. Sur l'appareil urinaire, l'action des eaux de Plombières se manifeste par une diurèse considérable. M. le docteur Hutin qui a noté ce fait dit avoir remarqué que « chez un grand nombre de » personnes, elles acquièrent une odeur fétide. » Quant à l'alcalisation de l'urine, les expériences

(1) Petrequin et Socquet, *op. cit.*, p. 88.

sont toutes à faire. M. le docteur Pétrequin, cherchant à connaître les effets des silicates sur l'urine a expérimenté indirectement. En buvant l'eau de Saint-Galmier, il n'obtenait pas l'alcalisation de l'urine, laquelle apparaissait quand il ajoutait à l'eau, du silicate de soude. Mais, il reconnaît lui-même le peu d'importance de cette épreuve, puisqu'il n'en dit pas moins que c'est un sujet « entiè-» rement neuf à étudier. »

D. Les eaux alcalines arsénicales de Plombières agissent aussi puissamment sur l'appareil circulatoire. L'influence directe sur le pouls varie avec la température du bain, à laquelle elle paraît subordonnée au point qu'on puisse poser en principe que le pouls s'accélère dans le bain chaud et se ralentit dans le bain tiède; mais, souvent aussi, dans les premiers moments de l'immersion dans le bain tiède, la circulation s'accélère sous l'influence d'une excitation qui bientôt s'apaise.

Sous l'influence de l'absorption et de l'assimilation des eaux de Plombières, le liquide sanguin éprouve les changements que produisent sur lui les alcalins qui tendent à amener la fluidification du sang. Mais, est-ce à dire que cette action soit très-profonde et puisse même faire redouter l'état de cachexie qui résulte de la liquéfaction prononcée du sang. Nous ne le croyons pas ; d'abord, parce que la composition si multiple et si complexe des eaux, ne permet pas de leur supposer l'action pure et simple des solutions alcalines, ensuite, parce que l'expérience a prouvé que malgré leur puissance contre les engorgements atoniques, les congestions abdominales, etc., elles n'ont jamais présenté les effets de ce genre avec une intensité inquiétante.

Nous dirons en finisssant, que nous reconnaissons toute l'imperfection de nos connaissances sur les effets physiologiques des eaux de Plombières. Nous appelons les expériences de tous nos vœux, et nous tâcherons de contribuer pour notre part, dans la mesure de nos moyens, à éclairer cette partie de leur histoire.

III Douches.

« Chacun sait que la douche consiste en une co-
» lonne d'eau plus ou moins grosse, d'une tempé-
» rature plus ou moins élevée, tombant sur telle ou
» telle partie du corps, ou s'introduisant dans les
» cavités qui peuvent la recevoir (1). » Ces cavités sont le rectum et le vagin. Les douches sont de plusieurs espèces : les douches descendantes, les douches horizontales, les douches ascendantes, qui seront vaginales ou intestinales; les douches écossaises qui forment une classe à part. Le tableau suivant résume ces variétés :

<pre>
           ⎧ ascendante ⎧ vaginale   ⎫
           ⎪   ⎨ intestinale ⎬ chaude.
           ⎪   ⎩   ⎭
Douche.. ⎨
           ⎪ descendante;⎧ en colonne   ⎫
           ⎪ horizontale ⎨   ⎬ froide.
           ⎩   ⎩ en arrosoir ⎭
                    . . . . écossaise.
</pre>

(1) L. Turck, *op. cit.*, p. 21.

» Dans les *douches* la qualité de l'eau perd beau-
» coup de son importance. Ce qui intéresse surtout
» c'est le fait de la *percussion*, modifiée par la forme,
» la température, l'énergie et la durée.

» La part qu'il y a à donner aux douches dans un
» établissement thermal, dépend donc uniquement
» de la nature des maladies qu'on y traite. L'indi-
» cation des douches ne saurait être déduite en rien
» de la nature de l'eau minérale (1). »

L'action de la douche varie suivant l'espèce à laquelle on a recours, suivant la température, et suivant la force de projection de la colonne liquide.

La douche *ascendante intestinale* a pour effet de dissiper la constipation, qu'elle soit l'effet de la maladie, ou le résultat de l'usage des eaux de Plombières, ce qui se présente souvent; elle a aussi pour résultat de provoquer la sécrétion intestinale et de stimuler cet organe. « Il est très-rare que cette » douche produise à Plombières des accidents hé- » morrhoïdaux; » on peut donc sans grand danger y avoir recours, quand le cas l'exige, aussi est-elle d'un usage assez fréquent.

La douche *ascendante vaginale* ne s'emploie que dans des circonstances toutes particulières ; ses effets varient suivant les températures. Nous y reviendrons à propos des affections utérines ; tout ce que nous pouvons en dire ici, c'est que son emploi exige la plus grande circonspection et la surveillance la plus suivie.

(1) Durand-Fardel, *loc. cit.*, p. 41.

La douche *descendante ou horizontale, en colonne ou en arrosoir,* est la plus fréquemment employée. Son action dépend de beaucoup d'éléments de chacun desquels il faudra tenir compte : la température de l'eau, la force de projection, la forme du jet, le volume de la colonne liquide, les organes frappés, la durée de l'opération, et enfin le degré de sensibilité du malade.

Elle s'administre, tantôt sur tout le corps, tantôt au niveau de l'organe malade, tantôt sur un point éloigné du siége de la maladie ; mais il ne faut pas croire que la douche générale ne puisse être appliquée au traitement des maladies locales ; ce serait tomber dans une grave erreur. La douche locale est un excellent moyen d'obtenir la résolution des engorgements atoniques, des tumeurs indolentes, etc.; mais, elle a aussi son mauvais côté, elle provoque facilement l'état aigu, et amène l'inflammation dans un mal stationnaire et sans gravité pressante.

Lorsqu'on a besoin d'un effet plus puissant encore, on a recours à la douche *écossaise,* qui, alternativement chaude et froide, produit sur l'économie un effet immédiat d'autant plus intense qu'il y a plus de distance entre les températures des deux douches constituant la douche écossaise ; ici la température devient plus importante que la force d'impulsion.

« Au moment où l'eau froide cesse de couler, la
» peau tend à réagir contre l'impression qu'elle a
» produite ; l'eau chaude vient à augmenter cette

» réaction de tout son effet ; et quand revient l'eau
» froide, elle trouve déjà une peau plus vivante, si je
» puis ainsi dire, et plus disposée à réagir contre elle.

» Pendant toute la durée de la douche écossaise,
» douche que l'on ne connaissait pas avant moi à
» Plombières, je fais prendre souvent un bain de
» pieds de 30° à 32° R. pour empêcher ainsi toute
» surexcitation cérébrale (1). »

Tous les auteurs s'accordent à admettre une
douche résolutive et une douche révulsivee. « Les
» douches résolutives ont pour objet d'aider à la
» résolution d'un engorgement ou d'un travail
» morbide quelconque, en développant un surcroît
» d'activité dans l'organe malade et dans les tissus
» environnants.

» Les douches *révulsives* répondent à des indica-
» tions variables, suivant surtout la région où on
» les adresse :

» Sur les extrémités refroidies pour y rappeler
» la chaleur et la circulation ; — sur la région ra-
» chidienne, pour stimuler le système nerveux ; —
» sur les membres pour en ranimer la tonicité ; —
» sur la surface cutanée, pour ranimer les fonc-
» tions de la peau (2). »

Nous devons aussi mentionner un mode d'administration de la douche usité souvent par M. le docteur Turck. Le procédé consiste à diriger la colonne
d'eau sur la peau en lui faisant traverser l'eau du

(1) L. Turck, *op. cit.*, p. 25.
(2) Durand-Fardel, *op. cit.*, p. 41.

bain, ce qui en amortit le coup, qui est remplacé par la sensation d'un frôlement dont on peut régler l'intensité à volonté. C'est un mode d'opérer dont nous avons déjà eu occasion d'user avec avantage.

IV. Étuve.

C'est presque dans tous les temps et dans tous les pays que le bain de vapeur a été considéré comme un des remèdes les plus précieux. Les effets si énergiques et si avantageux qu'on en obtient expliquent aisément une telle vogue.

Ce bain peut être local ou général; à Plombières, le bain général est bien plus fréquemment employé que le bain local. Voici quels sont les principaux effets du bain de vapeur : à peine le malade est-il enfermé dans l'étuve que la chaleur du corps augmente rapidement, la respiration devient fréquente, le corps est couvert d'eau résultant de la vapeur condensée, l'exhalation sudorale commence bientôt, et pour peu que la durée du bain se prolonge, la sueur devient très-abondante. Puis, les phénomènes du début prennent de l'intensité; la circulation s'accélère de plus en plus, les capillaires s'engorgent, la peau rougit et la soif devient intense. Il est indispensable, si l'on veut prolonger l'opération, de prendre des précautions pour éviter les congestions viscérales. « En général, dès que le « pouls atteint cent à cent-dix pulsations par mi- « nute, je fais cesser le bain ; mais souvent aussi « j'empêche, par des aspersions d'eau plus ou

« moins froide, le pouls d'atteindre cette vitesse,
« et ces aspersions sont très-facilement supportées
« par les personnes les plus délicates, à la condi-
» tion d'en modifier la température en raison de
« l'irritabilité des malades (1). »

Nous ne devons pas oublier de citer, en termi-
nant l'énumération des ressources thérapeutiques,
la douche de vapeur du *trou des Capucins*, dont la
réputation séculaire attire à Plombières, chaque
année, un si grand nombre de femmes qui cher-
chent un remède à la stérilité : nous constaterons et
expliquerons les bons effets de cette étuve en parlant des maladies de la matrice.

CHAPITRE III.

APPLICATIONS THÉRAPEUTIQUES DES EAUX DE PLOMBIÈRES.

» La thérapeutique thermale doit se traiter
« exactement comme le reste de la thérapeutique,
« soumise aux mêmes principes, offrant les mêmes
» ressources, réclamant la même attention et les
« mêmes procédés d'analyse (2). »

Là est toute la science des eaux minérales, et
c'est pour avoir voulu faire de ces moyens médicamenteux des agents à part, ne se soumettant
que jusqu'à un certain point aux règles ordinaires

(1) L. Turck, *op. cit.*, p. 29.
(2) Durand-Fardel, *op. cit.*, p. 271.

de l'expérimentation, qu'on est arrivé à cette « in-
« croyable banalité qui préside habituellement à
« l'usage que l'on fait des eaux minérales (1). »

Étudier les maladies chroniques, en tenant compte
de tous leurs éléments : âge, constitution, tempérament, diathèses, idiosyncrasies, maladies conco-
mitantes, etc., etc.; de la comparaison de ces différents éléments, tirer les indications et les contre-
indications particulières à chaque cas : voilà tout
le travail d'où sortira, avec l'aide de l'expérimentation clinique, la science hydrologique.

Mais ce travail, dans le sens duquel doivent con-
verger, d'après nous, tous les efforts des médecins
hydrologues, jusqu'à quel point est-il possible aujourd'hui de le faire? Jusqu'à quel point même
peut-on s'appuyer sur les travaux antécédents
comme sur des données sûres?

Ce n'est qu'avec une grande défiance et une
grande réserve qu'on peut aborder la solution de
cette question; et si quelques hommes habiles,
ayant pour eux une longue expérience de la médecine thermale, ont pu songer et réussir d'une façon satisfaisante à esquisser au moins cette science
des indications thérapeutiques minéro-thermales
(M. Durand-Fardel surtout est arrivé à poser bien
des jalons dans ce champ inexploré), les difficultés
deviennent bien plus grandes quand il s'agit d'une
station thermale particulière. Quelque riche que

____

(1) Durand-Fardel, *op. cit.*, p. 272.

soit, en effet, la littérature médicale propre à cette station, beaucoup de documents manquent tellement de précision scientifique, de certitude expérimentale, qu'on se voit forcé de les négliger, si l'on ne veut avancer des opinions trop hasardées.

Nous n'espérons donc que tracer ici les premiers linéaments d'un cadre qui restera tout entier à remplir; et indiquer les éléments du problème plutôt que le résoudre.

La marche que nous allons suivre est bien simple : nous passerons successivement en revue les maladies pour lesquelles les eaux de Plombières ont été employées; nous étudierons les observations publiées, et nous tenterons d'indiquer pour chaque maladie, les caractères particuliers qu'elle doit présenter pour pouvoir être avantageusement traitée par les eaux de Plombières.

Mais avant d'entrer en matière, nous ferons remarquer que les classifications des eaux minérales, qui sont presque aussi nombreuses que les auteurs qui s'en sont occupés, n'établissent pas des classes si bien tranchées que ce qu'on dit d'une série d'eaux minérales ne s'applique en rien aux autres; les eaux alcalines surtout se rapprochent beaucoup, pour leurs propriétés, des eaux dites salines, et bien des maladies du ressort des unes sont souvent traitées avantageusement par les autres. Ce n'est donc que le besoin de nous limiter qui nous a décidé à ranger les eaux de Plombières sous la rubrique des eaux alcalines. D'un autre côté, quand les établissements peuvent mettre en usage des modes d'administration très-variés, c'est-à-dire quant au traitement médicamenteux, se joignent toutes les ressources du traitement hydrothérapique, la minéralisation de l'eau peut perdre beaucoup d'importance, et le malade peut se guérir partout où il rencontrera ces ressources accessoires.

Ajoutons encore, que comme il s'agit ici spécialement de maladies chroniques dans lesquelles l'affection primitive, qui souvent ne se trouve plus que dans l'historique de la maladie, est remplacée alors en apparence par le symptôme prédominant, on ne devra pas s'étonner de rencontrer quelques détails de classification, quelques dénominations peu acceptables, s'il s'agissait de maladies aiguës, mais qu'on est forcé d'admettre ici.

I. Appareil digestif.

a. Dyspepsie ; Gastralgie.

Il est probable qu'en parcourant tous les auteurs qui ont écrit sur la dyspesie il ne serait pas facile d'y trouver une définition de cette maladie, à la fois courte et bonne. Ce serait, s'il la fallait, la meilleure preuve que cette affection ne représente pas une entité pathologique déterminée. C'est au contraire un ensemble de symptômes, les uns passagers, les autres permanents, les uns sérieux, les autres légers, qu'on trouve tantôt réunis, tantôt isolés, tantôt saillants, pica (pyrosis, anorexie,

vomissement, etc.), tantôt vagues et mal dessinés.
Tantôt la dyspepsie est consécutive à un état vicieux
de l'économie, étranger à l'estomac; tantôt c'est
une maladie purement locale.

Il résulte de l'existence de toutes ces variétés
possibles de dyspepsie, que les observations des
malades qui en sont atteints doivent surtout être
prises avec tous les détails possibles relatifs aux
causes, aux symptômes et à leur filiation. Or, c'est
précisément ce qui va nous faire défaut, quand
nous voudrons étudier les cas de dyspepsie traités
à Plombières, et dont nous rencontrerons les observations dans les auteurs. Notre embarras deviendrait encore plus grand si nous voulions séparer
rigoureusement les cas de névralgie de ceux de
dyspepsie, ce qui serait pourtant, jusqu'à un certain point, désirable.

D'un autre côté, nous ne trouvons nulle part
d'observations suivies d'insuccès, ce qui en privant
les assertions de contrôle, leur enlève beaucoup de
solidité.

Essayons pourtant de tracer au moins les éléments
de la question.

Obs. 2. — *Douleurs gastralgiques; anorexie; chlorose légère.*

Une jeune dame de Nancy, âgée de 23 ans, d'un tempérament nerveux sanguin, d'une constitution robuste,
vient à Plombières au mois de juillet 1859. Elle s'est toujours bien portée jusqu'au commencement de cette année.
A cette époque, et à la suite d'un chagrin violent, quelques
lenteurs dans les digestions, quelques caprices d'appétit,
un peu de faiblesse appellent son attention, sans cepen-

dant lui enlever sa gaîté. Bientôt, ces symptômes augmentent d'intensité; l'appétit est très-variable, souvent complétement nul; douleurs gastralgiques fréquentes; la fatigue se produit après les efforts les plus légers; de temps en temps quelques palpitations. Cette dame a toutes les apparences de la meilleure santé, néanmoins ces symptômes et le teint un peu pâle nous font soupçonner un peu de chlorose; nous trouvons un souffle carotidien très-léger et passager.

Nous prescrivons chaque jour un bain tempéré de une heure et demie de durée; deux verres de l'eau de la source des dames tous les matins ; l'eau de la source ferrugineuse aux repas. L'amélioration arrive très-promptement, et après trois semaines de ce traitement et d'exercice modéré, l'appétit est revenu et la digestion se fait d'une façon satisfaisante.

On voit, dans cette observation, la confirmation de cette opinion de M. Durand-Fardel, que les cas de dyspepsie dans lesquels les symptômes dyspeptiques font corps avec d'autres signes plus généraux, guérissent avec beaucoup de facilité.

Voici une autre observation de dyspepsie en rapport avec une lésion primitive plus ancienne, une attaque apoplectiforme datant de plusieurs années, et n'ayant guère laissé d'autres traces que la lésion fonctionnelle digestive.

Obs. 3. — *Dyspepsie; Gastralgie; ancienne attaque apoplectiforme.*

Madame *** de Paris, vient à Plombières, au mois de juin 1859, d'après le conseil de son médecin. Elle est d'une constitution robuste, d'un tempérament sanguin, d'un embonpoint considérable. Agée aujourd'hui de cinquante et quelques années, elle a joui habituellement d'une assez bonne santé, jusqu'à ces dernières années où des vertiges fréquents, des éblouissements, etc., lui firent redouter quelque accident cérébral. Malgré toutes les précautions possibles, une attaque apoplectiforme survint il y a deux ans. Il y eut perte de connaissance, congestion de la face, hémiplégie, paralysie de la langue. Mais, ces accidents disparurent assez vite, et il ne resta bientôt qu'un peu de difficulté de parler, qui subsiste encore aujourd'hui.

Les fonctions digestives, depuis cette époque se firent très-difficilement ; les indigestions arrivèrent souvent, les nausées, les rapports gazeux sont presque habituels ; il y a des douleurs épigastriques intermittentes, de la sensibilité au toucher dans le même point. Madame *** fait un fréquent usage de quelques gouttes d'alcoolat aromatique de menthe ou de mélisse pour calmer les douleurs épigastriques.

Nous prescrivons chaque jour un bain de deux heures à 34° C. ; et matin et soir un verre d'au de la source du Christ. Le traitement est bien supporté ; l'appétit devient bientôt meilleur , après quinze jours de traitement les nausées ont disparu, et les indigestions qui se répètent deux fois de suite dans la première semaine, n'arrivent plus ensuite. Après vingt-cinq jours de traitement Madame *** quitte Plombières fort satisfaite de son état.

Ici la dyspepsie était manifestement sous la dépendance d'un état cérébral chronique, et ne pouvait être attaquée que comme symptôme prédominant. Mais, le traitement thermal ne pouvait qu'être favorable à l'état du cerveau lui-même, c'est pour cela que nous avons pu obtenir une amélioration sensible de l'état gastrique, bien qu'il fût subordonné à une lésion d'un autre appareil.

Les eaux de Plombières nous paraissent avoir été dans ce cas parfaitement indiquées, en raison même de leur faible minéralisation ; des eaux plus minéralisées, plus excitantes, par conséquent, auraient agi d'une façon trop brusque et auraient pu réagir péniblement sur le cerveau.

L'observation suivante, empruntée à mon beau-père (1) peut être rapprochée de l'observation deuxième. Il s'agit d'une gastralgie dyspeptique née sous l'influence d'une grande frayeur, ayant par conséquent son point de départ dans une modification du système nerveux.

Obs. 4. — Mme la marquise de S..., âgée de 35 ans, d'un tempérament sanguin nerveux, avait été vivement effrayée dans son enfance. Depuis cette époque ses digestions furent toujours pénibles, toutes les émotions un peu fortes lui causèrent des nausées ; et depuis bien des années, la vue des mets qu'elle appétait le plus, l'arrivée d'un ami, l'obligation de se trouver dans une société un peu nombreuse, tout provoquait chez elle cette sensation si pénible de la nausée. Madame de S... n'ayant pu se guérir chez elle de cette malheureuse disposition, vint, en 1826, à Plombières où elle me consulta. L'abdomen n'était point douloureux au toucher, la langue n'était pas rouge aux bords ; la menstruation était régulière ; Madame de S... avait presque l'embonpoint et les forces de la santé.

Je prescrivis des bains très-tempérés et prolongés, de fréquentes applications de ventouses à l'épigastre, un régime très-doux, avec la recommandation de rejeter à l'instant tout aliment qui déterminerait des nausées. A tous ces moyens Madame de S... ajouta l'exercice sur nos montagnes, en le proportionnant à ses forces.

Quarante jours de ce traitement avaient suffi pour guérir Madame de S... d'une maladie que l'on pouvait, à raison de son ancienneté, considérer comme constitutionnelle ; mais six mois après avoir quitté nos eaux, cette dame s'étant exposée plusieurs jours de suite à un froid rigoureux, sa maladie reparut, moins forte cependant qu'elle ne l'était avant son séjour à Plombières.

(1) L. Turck, *op. cit.*, p. 80.

Madame de S... fut obligée par là de revenir aux eaux l'année suivante ; je lui fis suivre un traitement semblable au premier, et il produisit d'aussi heureux résultats. A la fin de l'automne Madame de S... m'écrivit qu'elle jouissait de la santé la plus parfaite.

D'autres fois, rien en dehors de l'appareil digestif ne semble dominer la dyspepsie qui est alors idiopathique. En voici un exemple, emprunté à Martinet, et où la gastralgie paraît dominer.

Obs. 5. — *Gastralgie dyspeptique.*

Un homme de trente-quatre ans, d'un tempérament délicat, pituiteux et bilieux, était sujet depuis plusieurs années à des douleurs d'estomac périodiques qui d'abord n'avaient duré qu'un mois chaque année, qui ensuite duraient deux mois et plus, et ce mauvais état des digestions se dissipait par une diarrhée de quelques jours.

Ici la nature semblait amener elle-même le remède à la maladie. Cependant le malade voyant que chaque année la durée du mal augmentait, que ses digestions devenaient toujours plus lentes et plus pénibles, désira y remédier. Son médecin qui s'aperçut qu'il se formait des embarras dans les viscères, que la région épigastrique devenait plus sensible et plus tendue, prit le parti de l'envoyer à Plombières. Un vice acide dénoté par des aigreurs qu'éprouvait le malade, paraissait la cause du dérangement de l'estomac. Il but l'eau thermale, se baigna dans un bain tempéré pendant deux heures. La boisson ne passait bien que quand il la prenait dans le bain. Je fis aussi prendre quelques douches sur la région épigastrique qui commençait à s'engorger, et quelques gros de magnésie que le malade délayait dans l'eau thermale. Ces moyens dissipèrent les aigreurs, rétablirent les digestions, et la santé devint fort bonne. Le traitement ne dura qu'un mois (1).

Nous ne voulons pas citer davantage d'observations

(1) Martinet, *Traité des maladies chroniques.* Paris, 1803, p. 336.

de dyspepsie ou de gastralgie; celles que les auteurs nous fourniraient ne pourraient nous permettre d'arriver à aucune conclusion positive, et cela pour plusieurs raisons. Les unes ont été recueillies à une époque où la théorie physiologique englobait sous une seule dénomination toutes les lésions gastro-intestinales, anatomiques ou fonctionnelles; les autres sont données sous le nom de la lésions de la digestion, sans renseignements sur les différentes particularités de causes, de formes, d'intensité, etc., que peut présenter la maladie. L'étude de la dyspepsie traitée à Plombières est tout entière à faire; elle n'est possible qu'à l'aide d'observations recueillies avec le plus grand soin; nous essayerons d'en faire l'objet d'un travail particulier, quand nous aurons réuni des documents suffisants.

En attendant, pourrions-nous tirer des faits cités plus haut quelques conclusions? Pour ne pas sortir d'une réserve qui nous semble nécessaire, nous nous contenterons de dire que les eaux de Plombières semblent réussir surtout dans les cas où la dyspepsie, accompagnée d'une vive sensibilité épigastrique, ou subordonnée à un état inquiétant de quelque système autre que l'appareil digestif, demande un traitement doux, sans secousse, sans grande excitation (obs. 5); ou dans ceux où l'état gastrique est accompagné d'influences nerveuses (obs. 2, 4, 5).

Mais, loin de nous la prétention d'avoir résolu

la question ; nous ne pensons, au contraire, qu'avoir fait ressortir l'insuffisante connaissance que nous en avons. — Nos conclusions se rapprochent beaucoup de celles de M. Durand-Fardel, que d'ailleurs il ne donne que comme des probabilités.

On a vu (obs. 2) que nous avons prescrit l'eau ferrugineuse aux repas ; mais, nous avions là une chlorose qui l'indiquait; sans cela nous nous serions gardé de l'employer sans indication positive. Si bien des personnes peuvent en faire usage sans inconvénient comme sans nécessité, il n'en serait pas ainsi dans tous les cas de dérangement de la digestion ; l'observation suivante, empruntée à Grosjean père, en est la preuve (1).

Obs. 6. — *Gastralgie dyspeptique; constipation.*

Un citoyen de Guebwiller, âgé de 47 ans, tempérament bilieux, la fibre sèche, tendue, éprouvait depuis plusieurs mois des douleurs d'estomac presques continues, et ses digestions étaient pénibles ; il avait éprouvé précédemment quelques douleurs vagues dans les membres ; je le palpai et ne découvris que de la tension, de la rigidité à la région épigastrique. Ce malade faisait usage depuis quelques jours de l'eau ferrugineuse qui lui avait été indiquée, ses douleurs n'en étaient que plus constantes et plus vives ; je crus en voir la contre-indication dans la crispation de la fibre, et conseillai le bain tempéré de quatre heures, et l'eau savonneuse en boisson : le gonflement fréquent des vaisseaux hémorroïdaux, la constipation, les douleurs disparurent, les digestions s'améliorèrent en peu de jours ; je n'ajoutai à ce traitement qu'un peu d'électuaire lénitif, lorsque je fus assuré que la constriction spastique avait

(1) *Nouvel essai sur les eaux minérales de Plombières.* Nancy, an x, p. 88.

cessé, et le rétablissement s'opéra ainsi en moins d'un mois de séjour ici.

b. **Entéralgie ; entérite chronique ; Diarrhée.**

Nous serons encore moins bien renseigné, s'il est possible, pour les affections intestinales que pour les maladies de l'estomac : l'obscurité qui règne sur leurs indications et leur traitement à sa source dans les mêmes causes qui ont empêché l'étude des affections gastriques de prendre tout le développement désirable. Aussi, est-ce parce que nous aurons peu de choses à en dire que nous avons réuni sous le même titre, les inflammations et les affections nerveuses des intestins.

Parmi les quelques observations d'entérite chronique desquelles nous avons cru pouvoir tirer des renseignements, nous avons presque toujours observé la confirmation de cette opinion de M. le docteur Turck, que les eaux de Plombières sont surtout souveraines dans les cas où la période d'acuité est déjà éloignée. Ce qui nous a, outre cela, aussi frappé, c'est la fréquence des guérisons dans les cas où la diarrhée était un symptôme habituel. Les observations suivantes appuieront ces deux assertions :

OBS. 7. — *Diarrhée chronique; atonie intestinale.*

M. D., âgé de 29 ans, tempérament lymphatique, était atteint depuis dix-huit mois d'une diarrhée fatigante, lorsqu'il vint à Plombières, il n'existait plus aucun symptôme inflammatoire, tel que coliques, sensibilité de l'abdomen, ténesme ; l'appétit était bon. Il but l'eau thermale jusqu'à cinq à six verres avant et pendant le bain, prit les bains à demi, gradués de 28° à 30°, les douches ascendantes alternées avec les lavements émollients, et fut mis à un régime léger.

Quinze jours de ce traitement suffirent pour rétablir la régularité des fonctions, et quinze jours plus tard, quand M. D. partit, la guérison se soutenait parfaitement (1).

Cette observation, dans laquelle l'état aigu préexistant n'est indiqué que très-vaguement, pourrait, ce nous semble, être regardée comme une de ces diarrhées *atoniques* contre lesquelles on vante tant les eaux ferrugineuses. Il serait à désirer que l'auteur eût donné quelques renseignements sur la nature des selles.

OBS. 8. — *Diathése rhumatismale; diarrhée chronique.*

M. Féry, chirurgien, âgé de 60 ans, tempérament lymphatique, était venu aux eaux pour des douleurs rhumatismales vagues, dont il s'était parfaitement guéri. Trois ans plus tard, il revint pour une diarrhée qui le fatiguait depuis un an environ : il n'y avait, comme dans le cas précédent, aucun symptôme douloureux d'inflammation. M. F... ayant fait à mon père l'honneur de le consulter sur l'emploi des eaux, il lui conseilla d'abord la boisson de l'eau thermale de six à sept verres ; les bains à 28 dégrès : trois bains de vapeur en six jours, qui ramenèrent la transpiration diminuée, et qui fut ensuite entretenue par des douches générales seulement ; vers le cinquième jour, le flux diarrhéique, avait déjà considérablement diminué, et peu après il n'en ressentait plus aucun vestige (2).

Cette facilité avec laquelle les eaux de Plombières triomphent des diarrhées anciennes se rapproche involontairement dans l'esprit de la cons-

(1) Grosjean, *Précis sur les eaux minérales de Plombières.* Paris-Bruxelles, 1829, p. 71.

(2) Grosjean, *idem.*

tipation que leur usage fait si souvent naître, et qui est parfois assez forte pour réclamer l'usage de la douche ascendante.

Dans l'observation précédente, la diarrhée était greffée sur un organisme envahi par la diathèse rhumatismale. Ce que l'expérience a appris des eaux de Plombières permet d'avancer que, dans ces conditions, leur puissance ne le cède à 'aucune autre.

Voici un cas dans lequel, outre une guérison obtenue à peu près dans les mêmes circonstances que dans les cas précités (obs. 7 et 8), on observa un exemple frappant du travail consécutif des eaux, phénomène qui a été rangé trop souvent par les médecins étrangers aux eaux, au nombre des prétentions charlatanesques.

Obs. 9. — *Gastro-entérite chronique ; récidive.*

M. Q... de Nancy, d'un tempérament sanguin, âgé de 60 ans, était depuis longtemps tourmenté par une gastro-entérite chronique, accompagnée d'éructations nidoreuses et de dévoiement. Il vint à Plombières au commencement de l'été dè l'année 1828, et il me consulta sur l'emploi de nos eaux. D'après mes conseils, il prit des bains tempérés, des douches en arrosoir sur le ventre; il ne se nourrit que d'aliment légers et s'abstint de boissons trop stimulantes ; il allait passer une partie de la journée sur nos montagnes, dont l'air vif et pur, convient tant aux personnes affectées d'inflammation chronique des viscères abdominaux. Ces accidents ayant cessé, il quitta Plombières après un séjour de trois semaines ; mais bientôt son mal renaissant, il fut obligé d'y revenir. J'employai cette seconde fois les mêmes moyens que la première, et bientôt tous les accidents morbides disparurent. De retour chez lui, son mal, qui avait

en apparence cédé à nos bains, se montra avec plus de gravité peut-être qu'avant l'usage des eaux. Mais bientôt à cet
orage, succéda le calme le plus parfait (1).

Les maladies intestinales sont certainement celles contre lesquelles on obtient à Plombières les
plus beaux succès ; leur réputation sous ce rapport
est parfaitement établie ; mais les renseignements
manquent à qui veut traiter la question au point de
vue des indications précises. Quand le caractère névralgique domine, les résultats sont aussi heureux
que quand la maladie est sous une influence rhumatismale diathésique ; M. Hutin a même pu dire :
« Dans les névropathies abdominales, et particuliè-
» rement les gastro-entéralgies , les eaux de Plom-
» bières jouissent de la plus incontestable effica-
» cité; je n'ai jamais vu de maladies de ce genre
» résister à leur usage bien dirigé. »

Nous aurions pu répéter les assertions de tous
les médecins à ce sujet, mais cela ne nous avan-
cerait en rien. Nous préférons signaler une nouvelle
lacune dans l'observation pratique de ces effets
aussi réels que mal définis, et abriter notre réserve
derrière cette déclaration, de M. Durand-Fardel :
« Il est une station thermale en particulier, celle
» de Plombières, que nous croyons une de celles
» où toute une série d'affections intestinales peu-
» vent trouver le plus de ressources thérapentiques.
» Mais, nous serons obligé de nous en tenir à des
» indications très-sommaires à ce sujet, ne pou-

(1) L. Turck, *op. cit.*, p. 82.

» vant suppléer, par une simple notoriété ou par
» quelques observations isolées, au manque de no-
» tions suffisamment précises. »

On sait quelle étroite connexion existe entre la
peau et la muqueuse, et comment les dérangements
fonctionnels ou les lésions anatomiques de l'une
réagissent énergiquement sur l'autre. Quand le
point de départ est dans la peau, et que la lésion
consécutive, qui attire l'attention, siége dans la
muqueuse, les eaux de Plombières et probablement
toutes celles qui lui sont analogues, procurent très-
aisément les meilleurs résultats. Tous les soins du
médecin doivent être dirigés vers le rappel ou la
régularisation des fonctions cutanées. L'observation suivante, est un exemple de ce genre d'affection.

Obs. 10 — *Intranspiration; diarrhée; entorse.*

M. Laveau, d'un tempérament bilieux, souffrait depuis
trois mois, d'une entorse au pied gauche qui avait été mal
soignée; en même temps il était tourmenté depuis quatre
ans par une diarrhée abondante dont la durée ordinaire
était de 12 à quinze jours, et qui ne lui laissait que peu de
repos; cependant il ne faisait aucun excès, suivait un régime très-strict, seulement, il avait fréquemment employé
la rhubarbe soit en poudre, soit en teinture aqueuse; avant
son accident, il était sujet à suer des pieds, et depuis, il
n'en avait plus été incommodé.

Mon père prescrivit d'abord l'eau savonneuse en boisson, qui huit jours après fut remplacée par l'eau thermale,
les bains entiers tempérés, les pédiluves chauds le soir,
des bains de vapeur après le bain; la douche fut d'abord
dirigée sur les extrémités supérieures et les lombes, ensuite sur les extrémités inférieures, les pieds, puis sur

l'abdomen. Un bandage roulé fut enfin appliqué autour de l'articulation et le repos prescrit. Sous l'influence de ce régime, la diarrhée avait promptement disparu, la transpiration avait été rappelée; enfin, avant le vingtième jour, M. Laveau parcourait déjà facilement à pied toutes les sinuosités des montagnes environnantes (1).

c. **Hépatite chronique; engorgement du foie; ictère; calculs biliaires.**

Si les différents auteurs qui ont écrit sur Plombières se sont empressés de vanter l'efficacité de ses eaux contre les maladies du foie, et ont recueilli parfois des observations destinées à appuyer leurs opinions, ils n'ont guère cherché à spécialiser les indications, et se sont bien souvent contentés d'affirmer les résultats qu'ils obtenaient dans presque tous les cas d'affections du foie. Ce fait trouvera, jusqu'à un certain point, son excuse dans la difculté de la question, difficulté qui résulte surtout de ce que les malades arrivant aux eaux pour des lésions hépatiques, présentent à ce moment des symptômes presque toujours les mêmes, et qu'en raison de l'obscurité du développement de la maladie, il est très-souvent difficile d'en suivre et d'en classer les premières phases.

Mais ce ne doit être là qu'un motif de plus pour donner toute son attention aux faits, et chercher à fixer, chaque fois que l'occasion s'en présente, quelque point de repère.

L'engorgement du foie est le terme générique sous lequel on englobe presque toutes les maladies

(1) Grosjean fils, *op. cit.*, p. 70.

chroniques, dans lesquelles la glande hypertrophiée en tout ou en partie ne semble néanmoins pas atteinte de lésions organiques ayant altéré sa structure d'une façon irrémédiable. Mais, cet engorgement peut reconnaître des causes tout à fait diverses, s'accompagner de symptômes variés ; et c'est principalement de ces circonstances, en apparence accessoires, qu'on tirera les considérations qui décideront de la station thermale d'abord et des particularités de traitement ensuite.

Il est rare que l'engorgement du foie succède à une hépatique aiguë, parce que cette dernière maladie est elle-même rare dans nos climats; mais c'est aussi dans ce cas que le traitement par les eaux de Plombières donnerait les résultats les moins satisfaisants. Si dans un cas précédemment cité , et observé tout récemment (obs. 1.), nous avons pu obtenir une certaine diminution du volume du foie, nous croyons le devoir à ce que l'organisme était sous une influence névropathique rhumatismale, contre laquelle les eaux de Plombières ont beaucoup de prise, et que la parenté entre l'affection actuelle et l'hépatite aiguë datant de dix à douze ans n'est peut-être que fort éloignée. L'observation suivante montrera combien il a été facile, dans un cas de ce genre, d'obtenir une guériron satisfaisante. On y voit aussi les résultats d'un envoi prématuré aux eaux; cette précipitation a eu pour résultat de rendre la première saison tout à fait infructueuse.

Obs. 11. *Hépatite aiguë; engorgement chronique consécutif; traitement mixte.*

Une fille âgée de quarante et quelques années, grasse et replète, et généralement d'une bonne constitution physique, quoique ayant les nerfs très-mobiles, venait d'essuyer une maladie aiguë très-violente, l'hépatite.

Cette maladie avait été accompagnée de symptômes très-graves, vomissements, défaillance et constipation opiniâtre. Elle avait été saignée, et par la lancette et par les sangsues; on lui avait appliqué un large visicatoire sur le siége du mal et on lui avait administré force lavements. Ces moyens avaient arraché la malade à la mort. Mon confrère et mon ami le docteur Leclerc, avait dirigé le traitement de la malade conjointement avec le docteur Garnier fils. Tous deux furent d'avis que la malade, aussitôt que la convalescence serait un peu avancée, se rendît à Plombières, parce que, après la terminaison de la maladie aiguë, il était resté de l'engorgement à l'hypocondre droit. Elle y vint vers le milieu de germinal, an 5. Elle était encore très-faible, pâle et fort maigrie. Elle n'avait point d'appétit, elle ressentait encore beaucoup de douleurs dans le côté droit, le ventre était toujours resserré et tous les soirs il survenait quelque bouffée de fièvre. Je palpai la malade le lendemain de son arrivée, et je trouvai, à la partie basse de l'hypocondre droit, une tumeur dolente et peu dure. La malade se baigna d'abord dans sa chambre, deux fois par jour, deux heures le matin et une heure le soir. Elle but l'eau savonneuse coupée avec l'eau thermale, ensuite avec une tisane de chicorée sauvage. Les doux purgatifs avec la manne et un sel neutre furent employés fréquemment et, en outre, je lui fis prendre des lavements laxatifs matin et soir, et de plus d'un électuaire composé d'extrait de casse, de tartrite acidule de potasse et de sirop de violette. Bientôt, à l'aide de ces moyens, la bile commença à couler. Ce traitement au bout d'un mois avait fort soulagé la malade. A la fin de cette saison je voulus lui faire prendre la douche sur la partie malade, mais elle ne put la supporter. Elle alla se reposer chez elle en attendant qu'elle recommençât sa seconde saison. Elle revint à Plombières le 7 prairial suivant. La saison était plus belle, plus chaude. Elle avait pris chez elle quelques bains domestiques pour calmer des douleurs assez vives qui s'étaient réveillées dans le foie. Je la trouvai plus forte, ayant un meilleur visage et un peu d'appétit. Elle but l'eau thermale, coupée avec la savonneuse ; cette boisson passait à merveille. Elle se baigna trois heures tous les jours. L'hypocondre droit était devenu souple. Elle continua les lavements qui étaient rendus laxatifs avec les feuilles de violette, ainsi que son électuaire, et fut purgée fréquemment avec la manne et un sel neutre. Cette seconde saison, elle put supporter la douche ; elle la prit pendant quinze jours....... Elle partit de Plombières après sa seconde saison, n'étant plus reconnaissable de ce qu'elle était en y arrivant. Son teint était devenu excellent. Elle marchait fort bien et sans soutien ; son appétit était bon ; elle n'avait plus de fièvre ; il ne lui restait qu'un peu de sensibilité dans le côté malade. J'ai revu souvent la malade depuis, et elle se porte fort bien. Elle est cependant revenue à Plombières, l'année suivante, mais moins par besoin, disait-elle, que par reconnaissance, et sa santé est depuis ce temps fort bonne (1).

Quelquefois, au lieu d'une douleur continue, c'est par accès que la maladie se manifeste douloureusement (coliques hépatiques), la résolution s'obtient assez facilement ; nous devons dire qu'en aucun cas on n'a rencontré de calculs biliaires dans les selles. Si ce fait se confirmait sur une grande échelle, peut-être en résulterait-il une indication comparative avec les eaux de Vichy, lesquelles paraissent réussir moins bien que Plombières dans les cas ou domine un état nerveux ; et cela, d'après les médecins de Vichy eux-mêmes. Si

(1) Martinet, *op. cit.*, p. 443.

on pouvait recueillir beaucoup d'observations comme la suivante, la proposition avancée plus haut prendrait un grand caractère de certitude.

Obs. 12. — *Coliques hépatiques; insuccès à Vichy.*

Madame d'A. était tourmentée depuis plusieurs années par des coliques hépatiques, souvent d'une grande violence, auxquelles elle avait inutilement opposé trois voyages à Vichy. L'examen des selles n'avait point fait découvrir de calculs biliaires. Madame d'A. vint à Plombières en 1850; elle avait alors 50 ans, et elle avait passé l'âge critique.

L'examen le plus attentif ne me révélant chez cette dame, aucune lésion organique, je la considérai comme atteinte seulement d'une affection nerveuse, qu'occasionnait sans doute une vie trop sédentaire. Nos bains tièdes de deux heures de durée, des douches générales et locales, l'eau du Christ en boisson, et un mois de traitement suffirent pour préserver jusqu'aujourd'hui cette dame des douleurs qui empoisonnaient son existence (1).

Il est fâcheux que cette observation, qui nous semble très intéressante, manque de détails sur l'historique de la maladie avant l'arrivée à Plombières; elle aurait pu instruire bien davantage encore. Que l'affection ait été purement nerveuse, qu'elle ait coïncidé avec la présence de calculs dans les voies biliaires, l'idée qu'on peut se faire de l'action de l'eau est toujours la même. L'excitation produite par les eaux de Plombières n'allait pas au delà du degré compatible avec le maintien du calme; l'action curative pouvait se produire dans le silence, sans réveiller les susceptibilités orga-

(1) L. Turck, *Revue thérapeut. medico-chirurgicale,* 1er févr. 1856.

niques, ce qui ne pouvait pas se faire par le traitement de Vichy, qui malgré tous les soins les plus intelligents, reste toujours plus excitant. J'espère qu'on ne verra dans ces réflexions que le désir de jeter un peu de lumière sur la question encore si obscure des indications dans les maladies du foie, en rapport avec les éléments divers de ces mêmes maladies.

Les douches dans ce cas sont presque toujours alliées aux bains; mais la douche générale est aussi utile que la douche locale, qui n'a la prédominance que dans le cas où l'engorgement ancien et résistant demande une action immédiate énergique.

D'après les observations que nous avons sous les yeux, la présence de l'ictère ne donne lieu à aucune indication spéciale, et ne modifie en rien le pronostic. C'est aussi ce qui a été observé à Vichy; M. Durand-Fardel pense même que les cas accompagnés d'ictère donnent en moyenne le plus d'heureux résultats.

Voici un exemple de coliques hépatiques avec ictère, terminé heureusement.

Obs. 13. — *Coliques hépatiques; ictère.*

Un militaire âgé de 43 ans, d'une constitution forte et vigoureuse, ayant essuyé beaucoup d'accès de coliques hépatiques des plus forts et des plus douloureux, était tombé dans une jaunisse des plus intenses. Il arriva à Plombières à la fin de thermidor an 9. Il avait fait usage de délayants, d'apéritifs, avant de venir à Plombières, et l'on ne s'était point aperçu, qu'il eût rendu aucun calcul biliaire. Je lui fis boire l'eau thermale en très-grande quantité, parce que son estomac la supportait bien. Il prit des bains de deux et

trois heures à la température de 28 degrés, ensuite la douche sur tout l'abdomen et principalement sur la région du
foie, qui était sensiblement engorgé. Le malade observait
d'ailleurs un régime exact, et buvait l'eau de Bussang à
ses repas avec du vin. Il fut aussi purgé deux fois. Ce traitement, qui dura un mois, a tellement changé l'état du malade, qu'il en était étonné. Les selles étaient libres et jaunes, les urines redevenues citrines, l'appétit et le sommeil
bons, et la couleur de la peau, s'était fort rapprochée aussi,
de la couleur naturelle. Je lui conseillai cependant en
quittant les eaux, de suivre le même régime, et d'aller à la
vendange, pour y sucer beaucoup de raisins, ce qui est un
remède excellent en pareilles circontances (1).

Dans beaucoup de cas, nous remarquons que les
auteurs ont noté comme cause de l'engorgement
du foie les violents chagrins; nous pensons que,
dans toutes ces circonstances, la lésion hépatique
avait été précédée ou tout au moins accompagnée
detroubles des organes et des fonctions digestives.
Nous regardons ces exemples comme ceux dans
lesquels les résultats seront le plus satisfaisants,
pourvu que la cause morale ne continue pas d'agir;
les indications seront alors subordonnées à l'état
des voies digestives. Dans les cas où un élément
nerveux paraitrait entretenir la maladie, les eaux
de Plombières seraient très-indiquées.

Enfin une dernière classe d'engorgements hépatiques, et la plus nombreuse, c'est celle des lésions
consécutives aux affections périodiques; nous en
parlerons en traitant de la cachexie paludéenne.

Nous n'avons pas trouvé dans les auteurs d'ob-

____

(1) Martinet, *op. cit.*

servations de lésions hépatiques accompagnées d'hydropisie. Nous le regrettons, car il eût été curieux de savoir jusqu'à quel point le traitement thermal serait utile dans ce cas. Il est évident d'avance que si l'hydropisie est symptomatique d'une affection du foie incurable elle-même totalement, les eaux minérales ne pourront qu'être inutiles ou nuisibles.

Il n'est guère possible, on le voit, dans l'état actuel de nos connaissances sur les eaux de Plombières, de donner des règles fixes pour leur opportunité dans les maladies du foie. Il en est à peu près de même dans tous les établissements où on dirige ordinairement les maladies de ce genre. Il semblerait que c'est une sorte de champ banal où chaque eau minérale vient à son tour faire preuve de supériorité. Comme la science rationnelle ne peut se contenter de prétentions si peu définies, il est du devoir de chacun de se mettre à l'œuvre.

II. Appareil locomoteur.

a. Rhumatisme.

Si nous n'avons pas, jusqu'ici, beaucoup insisté sur les différents modes d'administration des eaux de Plombières, dans les maladies que nous venons de parcourir, c'est d'abord parce qu'une partie des observations rapportées par nous et recueillies par d'autres, ayant été suivies de guérison, il nous faut bien admettre que la fin a justifié les moyens ; c'est ensuite, que dans le traitement des maladies gastro-intestinales, la nature de l'eau a une importance majeure.

Pour le rhumatisme, il est loin d'en être ainsi. S'il arrivait, en effet, aujourd'hui qu'une station thermale vînt réclamer pour elle la spécialité du traitement du rhumatisme, elle soulèverait à l'instant les réclamations d'à peu près toutes les autres stations, réclamations que celles-ci justifieraient aisément par une série respectable de guérisons bien et dûment prouvées. Cela suffit pour établir que, dans ces cas, la composition chimique de l'eau n'entrait pas pour beaucoup dans l'action curative ; mais cela est loin de prouver que tous les rhumatismes puissent être traités avantageusement partout ; ou que, dans le traitement du rhumatisme, la composition de l'eau soit toujours indifférente.

Et cependant lorsqu'il s'agira de poser des indications particulières, basées sur des variétés de forme, de siége, de durée, de tempérament, etc., nous nous trouverons continuellement en face d'observations contradictoires. Nous avons réuni un grand nombre d'observations de rhumatismes traités aux eaux de Plombières ; nous avons comparé, groupé, cherché à établir des moyennes de guérisons, de complications, etc., et si nous devions tirer de nos recherches une conclusion générale, nous serions amené à dire que de tout temps on a guéri à Plombières toutes sortes de rhumatismes.

A quoi cela tient-il ? Cela tient à ce que, dans les cas assez nombreux où le rhumatisme est simple, installé sur un organisme où la santé n'est entravée habituellement par aucune disposition anormale diathésique ou autre, ni altérée par des maladies antérieures ayant laissé des traces profondes; dans tous ces cas, disons-nous, le traitement hydrothérapique chaud (bains, douches, bains de vapeur) donnera toujours des résultats satisfaisants. Cependant, si le rhumatisme n'est pas chronique d'emblée, et s'il reste encore quelques symptômes aigus, il sera prudent de s'adresser aux eaux dont la minéralisation ne sera pas suffisante pour produire une excitation qui ramènerait l'état aigu, et les eaux de Plombières seront très-bien indiquées. Dans le cas suivant, par exemple, elles ont eu le plus heureux effet.

OBS. 14. *Rhumatisme monoarticulaire aigu, puis chronique.*

M. Woyer, âgé de 38 ans, tempérament lymphatique et nerveux, vint à Plombières pour un rhumatisme occupant l'articulation du genou gauche, avec peu de gonflement : il était en outre affecté de dartres furfuracées, sur différentes parties du corps. La peau était sèche et le ventre resserré. La douleur du genou étant très-vive, décida mon père à prescrire une application de sangsues sur cette partie, la boisson de l'eau thermale, coupée de petit lait nitré, le matin, une décoction de chiendent dans la journée, et le bain tempéré.

Les bains de vapeur furent commencés le dixième jour, et continués chaque deux jours. La liberté du ventre était entretenue par des lavements et quelques doses de sel neutre dans la boisson. Après la première saison, la douleur s'était considérablement amendée, et les efflorescences avaient entièrement disparu : on commença la seconde, par une nouvelle application de sangsues à l'anus, et au sixième jour, on commença la douche ordinaire; la guérison fut complète avant le départ de M. Woyer (1).

Voici une autre observation, recueillie par M. le docteur Turck, et dans laquelle il s'agit d'un état aigu encore beaucoup plus récent, ce qui n'a pas empêché le succès d'être complet.

Obs. 15. *Rhumatisme articulaire subaigu.*

M. M..., officier supérieur, était tourmenté depuis cinq semaines par un rhumatisme articulaire, lorsqu'il profita d'un peu d'amélioration pour venir cet automne, faire usage de nos eaux. Quoique d'un tempérament éminemment sanguin, il était très-pâle à son arrivée, et d'une grande faiblesse. Dix-huit bains à 27 degrés Réaumur de trois heures de durée chacun, le guérirent complétement.

Quand le rhumatisme est chronique d'emblée, et que le cas est sans complication comme ceux que nous venons de rapporter, l'indication est la même, et les eaux de Plombières sont aussi bien appropriées que précédemment. On pourra trouver dans l'ouvrage de M. le docteur Lhéritier (2) de nombreuses observations qui viendront à l'appui de cette opinion.

Si les eaux peu minéralisées sont indiquées dans les cas sans complication, il faut aussi, comme le nécessite le traitement qui convient dans ces circonstances, que la température soit très-élevée ;

(1) Grosjean fils, *op. cit.*, p. 88.
(2) Lhéritier. *Clinique de Plombières; du rhumatisme.* Paris, 1853.

car, ce sont surtout les bains chauds et courts desquels on obtient les meilleures résultats ; les douches chaudes et les étuves compléteront le traitement. Il arrive précisément que les stations à
faible minéralisation offrent presque toujours, sous
le rapport de l'administration des eaux, les plus
grandes ressources.

Mais, si les rhumatismes compliqués demandent
des traitements plus spéciaux, comment se fait-il
que les guérisons les plus authentiques dans les
cas les plus variés aient été constatées presque partout ? C'est que ces indications reposent surtout
sur des différences de tempérament, de constitution, qui ont besoin d'être bien marquées pour que
les indications soient formelles. C'est ainsi que tel
rhumatisme qui a été diminué de moitié à Néris
aurait disparu complétement à Baréges, et réciproquement.

M. Durand-Fardel, qui a fait du rhumatisme une
étude intéressante (1), conclut que dans les cas
plus compliqués que ceux dont nous avons parlé
jusqu'ici, les eaux de Plombières et celles de la
même classe sont indiquées contre les rhumatismes nerveux généraux ou localisés ; et dans les
cas accompagnés d'engorgements ou d'épanche-
ments articulaires, quand le rhumatisme chronique est consécutif à un rhumatisme aigu encore
récent.

(1) *Op. cit.*, 437.

Ce sont là, croyons-nous, des idées fort justes; mais ce ne peuvent être que des déductions théoriques, les observations pratiques abonderaient pour les appuyer; mais on pourrait en mettre d'aussi excellentes au service de toutes les opinions. Nous préférons donc constater une fois de plus encore que la science est imparfaite, plutôt que de hasarder une assertion aussi aisément attaquable, et qui n'aurait pas pour la défendre l'autorité d'un nom comme celui de M. Durand-Fardel.

Cependant, malgré l'appui de toutes les observations, il ne reste pas moins vrai que quand, en dehors du rhumatisme lui-même, l'économie est envahie par une diathèse ou un état cachectique prononcé, il faut déduire ses indications autant de la complication que de la maladie. Nous citerons, pour terminer, un exemple de rhumatisme consécutif à une fièvre intermittente qui est rapporté par Martinet. L'antique réputation de Plombières dans les cas de fièvre rebelle serait-elle une raison pour faire entrer dans le cercle de ses applications ce genre de maladies ? Nous ne le pensons pas. Nous sommes porté à admettre avec M. Lhéritier que la seule relation qui existe entre les deux faits (fièvre et rhumatisme) consiste dans l'épuisement de l'organisme par la fièvre, ce qui devient une prédisposition au rhumatisme.

Obs. 15. — *Rhumatisme consécutif à une fièvre tierce.*

Un jeune homme de Pont-Saint-Vincent près de Nancy, 36 ans environ, avait essuyé une fièvre tierce de printemps, qui avait duré un mois, et qui avait cessé, après l'action du quinquina. Immédiatement après la cessation de cette fièvre, il éprouva des douleurs violentes dans toute l'extrémité inférieure gauche, surtout à l'articulation supérieure du fémur. A son arrivée à Plombières, ce malade était pâle et très-affaibli; il ne dormait point, et ne pouvait marcher, il fallait le porter, et le mettre au lit comme un enfant. Son pouls était fréquent; il fut d'abord soumis à l'usage de l'eau termale, coupée avec partie égale de petit lait, et il prit des bains tempérés, prolongés de une heure à trois heures. Huit jours après, il commença l'emploi des douches à 28 degrés. Au bout d'un mois de divers exercices, le malade partit se portant bien, mangeant avec appétit et digérant bien. Le sommeil et le pouls étaient revenus à l'état naturel ; le malade pouvait marcher et faire de très-longues promenades.

b. Goutte.

En parlant du rhumatisme, nous avons cherché à déterminer quelles sont les conditions particulières qui doivent le rendre plus particulièrement curable par les eaux de Plombières, ou plutôt nous avons montré qu'il y a là un problème à résoudre; c'est jusqu'à un certain point restreindre le rôle qu'elles jouent dans le traitement de cette maladie. Pour la goutte, c'est le contraire qui aura lieu. Renommées autrefois pour leur action contre cette maladie, leur réputation était suffisante pour qu'un des bains de Plombières s'appelât le bain des goutteux. Aujourd'hui, trois ou quatre stations ont pris en Europe le monopole des traitements de la goutte, comme si cette maladie ne pouvait fournir qu'une indication toujours la même. Cependant, chaque année encore un bon

nombre de goutteux viennent à Plombières, et
l'expérience prouve qu'ils y trouvent bien souvent un grand soulagement, et quelquefois plus
encore.

Avant d'en donner les preuves cliniques, nous
ferons observer qu'en dehors des trois stations de
Vichy, Carlsbad et Wiesbaden, qui tiennent le premier rang, on cite deux bains assez renommés,
Néris et Tœplitz, qui par la composition chimique,
les effets cliniques, sont comparables à Plombières,
dont on les voit souvent rapprochés, quand il s'a-
git de lutter contre l'élément névropathique des
maladies chroniques. Il serait donc probable à
priori, si les preuves n'étaient pas là pour donner
la certitude, que Plombières, Néris, Tœplitz ré-
pondraient souvent aux mêmes indications. Voilà
ce que dit l'analogie, voyons ce que dira la clinique.

Tous les auteurs qui ont écrit sur les eaux de
Plombières ont constaté leurs effets dans les cas
de goutte; un certain nombre d'entre eux ont publié des observations. En les rapprochant, on arrive à cette conclusion que c'est surtout dans les
cas de goutte *aiguë* que leur action est la plus manifeste. C'est ainsi que nous voyons dans le cas
suivant, Grosjean père (1) appliquer le traitement
thermal quand l'accès demandait encore l'usage
des antiphlogistiques directs, et n'avoir pas à s'en
repentir.

(1) *Op. cit.*, p. 88.

OBS. 16. — *Goutte aiguë; dépôt arthritique.*

Le citoyen Hé..., à l'âge de 18 ans, éprouvait déjà depuis plus d'un an, les douleurs d'une goutte universelle ; avant 16 ans, il avait acquis la taille d'un homme fait ; il se nourrissait beaucoup pour satisfaire un appétit très-vif, qu'il conserva dans les temps les plus douloureux de sa longue maladie. Avant que les douleurs devinssent aussi aiguës, avant que les articles se soient gonflés de l'humeur arthritique, ce jeune homme avait éprouvé des lassitudes, des douleurs passagères dans les grandes articulations, mais comme il mangeait beaucoup on n'y avait pas fait attention ; le genre de ses occupations l'exposait en outre à de fréquentes intranspirations, que favorisaient encore les imprudences de son âge.

Lorsque je fus consulté, le malade souffrait déjà horriblement depuis plusieurs mois ; les tumeurs étaient considérables, d'un rouge très-vif : l'eau de veau, le petit lait, les sangsues à la marge des tumeurs n'avaient point apporté d'adoucissement, les douleurs avaient même acquis de l'intensité par l'usage de poudres, dans lesquelles je soupçonnai la résine de Gaïac. Je fis continuer le petit-lait, auquel je fis ajouter demi-once de nitre dépuré par pinte ; le malade buvait abondamment, la fièvre étant toujours assez ardente ; une saignée du bras assez copieuse apporta beaucoup de diminution dans les douleurs et il se fit un nouveau dépôt de matière arthritique aux vertèbres cervicales supérieures. L'usage constant du petit-lait fortement nitré, un mélange d'opium et de nitre, administrés de six en six heures diminuèrent peu à peu les douleurs ; il s'établit une moiteur grasse sur les tumeurs, les urines qui jusqu'alors avaient été très-rouges, perdirent cette couleur et se troublèrent. C'est alors que les eaux furent conseillées. On but celles thermales d'abord avec un peu de petit lait, puis seules le matin et l'infusion de germandrée dans la journée : *Plusieurs tumeurs s'étant dissipées promptement, je pensai en accélérer la fonte par le bain;* mais les douleurs s'étant reveillées après le troisième bain, je l'abandonnai, pour insister sur la boisson d'eau thermale du Crucifix et de l'étuve, continuant l'infusion de germandrée. Ces moyens *auxquels je fis joindre le bain* lorsque les tumeurs furent presque entièrement dissipées, et qui pour lors fut efficace, en rendant de la souplesse, ont rétabli parfaitement la santé du malade.

Mon beau-père, plus confiant et plus hardi, a osé, contre les notions admises, traiter la goutte pendant l'accès ; *audacem fortuna juvavit.* En voici un exemple tiré de sa pratique :

OBS. 17. — *Goutte aiguë. Traitement thermal pendant l'accès.*

M. X... de Colmar, jeune homme fort et sanguin, avait eu déjà plusieurs accès de goutte, quand il en eut un nouveau en 1842, étant à Plombières. Je lui fis prendre des bains à 34° R. dans le bassin le plus chaud du bain des goutteux. En quatre jours, M. X. fut complétement guéri.

Si nous avons rapporté les deux observations précédentes, ce n'est pas que nous cherchions à établir que le traitement de la goutte à Plombières doit se faire pendant l'accès ; nous voyons au contraire par les observations de tous, et nous aurions, à défaut de faits, deviné par analogie que la période de calme est au contraire la plus favorable. Notre intention était de montrer que les eaux de Plombières sont si loin d'être inutiles ou dangereuses dans le traitement de la goutte, que les médecins qui les ont employées dans des cas où l'accès n'était pas éteint, ont pu en obtenir de bons effets.

En dehors de la goutte aiguë simple, les auteurs rapportent beaucoup de cas de goutte avec complications du côté des organes internes, traités d'une manière favorable à Plombières. Tantôt ce sont les fonctions digestives qui sont le siége de ces anomalies morbides, tantôt c'est l'appareil respiratoire. Dans ces derniers cas, surtout, ne peut-on pas admettre l'existence d'un élément nerveux qui permettrait difficilement que la maladie pût être traitée à des sources plus actives, comme à Vichy, par exemple, tandis qu'à Plombières, le traitement sera bien supporté ? En voici un exemple qui nous a paru remarquable :

OBS. 18. — *Goutte subaiguë; complication pulmonaire; hémorrhoïdes.*

M. F. de Nancy, âgé de 58 ans, d'un tempérament sanguin lymphatique, d'une bonne constitution, habitué à la bonne chère, goutteux depuis plus de 15 ans, sujet à de fréquentes indigestions. Depuis l'invasion de sa maladie, il était obligé de garder la chambre une partie de l'hiver. Toutes les articulations de ses membres ont été successivement le siége de violentes arthrites qui ont fini par lui déformer les doigts et les orteils, en le faisant vivement souffrir, surtout par les temps froids et humides. Depuis 4 ou 5 ans, très-gêné par la constipation, au plus léger exercice il éprouvait de la dyspnée et des palpitations, principalement lorsque ses hémorrhoïdes, auxquelles il est sujet depuis plus de 20 ans, ne fluaient pas. Il est venu à Plombières dans l'espoir, dit-il, de voir ses maux s'adoucir.

Avant de commencer le traitement thermal, je lui conseillai de se faire appliquer vingt sangsues à l'anus, et le lendemain de se purger avec une bouteille de limonade au citrate de magnésie.

Le quatrième jour, il entreprit les exercices thermaux. Tous les jours un bain tempéré de deux heures de durée, pendant lequel il buvait quatre verres d'eau de la source du bain des Dames. Après le bain, il prenait une douche en arrosoir sur les articulations et sur le ventre; dans la journée, il buvait trois verres d'eau ferrugineuse, et à ses repas, de l'eau de Bussang pour couper son vin.

A la fin de la saison, il s'est trouvé beaucoup mieux, ses doigts étaient moins raides et point douloureux; la marche était aussi devenue moins pénible, les digestions se faisaient plus facilement qu'avant, et la dyspnée et les palpitations avaient presque entièrement disparu. Il a quitté Plombières en se promettant d'y revenir tous les ans (Duval).

Ces faits, auxquels nous pourrions en joindre beaucoup d'autres, suffiront pour montrer que la réputation de Plombières n'est pas usurpée, et que les goutteux peuvent, en effet, dans bien des cas, y trouver un grand soulagement à leurs maux.

c. Lésions traumatiques.

Les eaux de Plombières ne sont pas spéciales contre les accidents consécutifs aux lésions traumatiques des membres; néanmoins, on trouve dans les auteurs d'assez nombreux cas de guérison de semblables accidents. En les comparant, nous avons cherché à voir si on ne pourrait pas les rapprocher par un élément saillant, et voici ce que nous avons remarqué.

Les cas de guérison les mieux dessinés, sont ceux observés chez des personnes atteintes préalablement de diathèse rhumatismale, plus ou moins manifeste, ou chez lesquelles une constitution lymphatique très-prononcée s'opposait à la guérison des accidents actuels. Nous ne citerons que deux observations, quoique nous en ayons rassemblé bien davantage.

OBS. 19. — *Rhumatisme vague localisé dans une articulation; entorse.*

M. D. a éprouvé pendant 6 ans des douleurs de rhumatisme vague, contracté, suivant lui, soit à la chasse, à la-

quelle il se livrait ardemment pendant l'hiver et par tous
les temps, soit au logis où il occupait un rez-de-chaussée
humide et froid. Les douleurs que ressentait M. D., se
portaient tantôt sur les reins, tantôt sur le col, quelquefois
sur les jambes, plus rarement sur les bras; mais toujours
elles se montraient sur des faiscaux musculaires, d'où elles
disparaissaient, sous l'influence d'une friction, avec un lini-
ment stimulant. Jusque-là, en un mot, il n'y avait rien de
trop intolérable dans ces douleurs, lorsqu'un jour M. D.
se foula le pied gauche en sautant par-dessus une haie ;
la blessure était peu importante, car le malade put réga-
gner à pied son domicile, et quelques jours de repos suffirent, pour dissiper un léger gonflement, qui s'était ma-
nifesté après l'accident. — Ceci se passait au milieu du
printemps, c'est-à-dire, une saison pendant laquelle M. D.
se plaignait rarement de ses douleurs rhumatismales, mais
dès les premiers jours d'automne, elles se firent d'abord
sentir violemment sur les muscles cruraux, puis elles se
fixèrent sur l'articulation qui, cinq mois avant, avait été
le siége de l'entorse. Cette articulation devint alors douloureuse à l'excès, et une tuméfaction considérable mais sans
rougeur, s'y développa presque en même temps.

Depuis lors, ces gonflements ont disparu vingt fois, et
se sont renouvelés aussi souvent, pendant le cours de deux
hivers, sans qu'aucune autre douleur se manifestât comme
autrefois, sur les reins, les cuisses, les bras et le col.

A son arrivée à Plombières, M. D. marche avec difficulté;
il pose le pied tout d'une pièce, et se sert d'une canne,
sur laquelle il s'incline légèrement, lorsqu'il veut porter le
pied d'arrière en avant. L'articulation est tuméfiée, mais
sans douleur ; les mouvements en sont excessivement limi-
tés. Après avoir pris 26 bains et 14 douches, M. D. quitte
Plombières parfaitement guéri (1).

Obs. 20. — *Engorgement lymphatique; lésion traumatique du
genou.*

Hyacinthe G... de Buligny (Meurthe), âgé de 14 ans 1/2,
d'une constitution éminemment lymphatique. Dans son

(1) Lhéritier, *du Rhumatisme,* p. 149.

enfance, il a eu le cou farci de ganglions lymphatiques engorgés.

A l'âge de 12 ans, il a fait une chute sur le genou gauche, qui devint immédiatement tuméfié, et fut le siége d'une douleur sourde. Il garda le lit pendant un mois ou six semaines. Durant ce temps on fit des applications de sangsues, et l'articulation fut tenue couverte de cataplasmes émollients, etc. Malgré ce traitement, la tuméfaction du genou ne diminua pas, la douleur seulement devint moins forte, l'enfant recommença à marcher, ce qu'il a fait depuis, et toujours avec de grandes précautions, car la plus légère secousse, le moindre choc lui étaient très-douloureux.

Voici dans quel état il se trouvait lors de son arrivée à Plombières : le genou était près de moitié plus gros que celui du côté opposé, sans changement de couleur à la peau ; les côtés du ligament rotulien étaient tuméfiés, et présentaient un empâtement comme œdemateux et fluctuant. Le jarret était plein, et deux ganglions tuméfiés se sentaient au milieu du tissu cellulaire hypertrophié. La jambe ne pouvait pas s'étendre complétement sur la cuisse ; elle formait un angle de 25° avec celle-ci. L'aine du côté malade était remplie de tuméfactions lymphatiques. Le jeune malade ne pouvait marcher qu'à l'aide d'une canne à béquillon.

Le 16 août, il a commencé les exercices thermaux : bains de deux heures, douche en arrosoir sur tout le membre, principalement sur le genou ; eau thermale en boisson, trois ou quatre verres tous les matins ; à la sortie de la douche, on graissait le genou avec la pommade d'iodure de plomb, d'extrait de ciguë et de camphre. Dans la journée il buvait plusieurs verres d'eau minérale ferrugineuse.

Le 6 septembre, à la fin de la saison thermale, le genou était à peu près à son volume normal, la jambe pouvait s'étendre complétement sur la cuisse, et la marche était devenue facile, sans support artificiel. Il n'y avait plus de douleurs (1).

(1) Duval ; *Eaux de Plombières.*

III. Appareil nerveux.

a. Hémiplégie.

Ce que l'on désigne par hémiplégie n'étant que le symptôme prédominant commun à plusieurs maladies, les indications doivent naturellement se tirer autant de l'affection fondamentale que de la lésion consécutive et symptomatique; mais si cela est vrai en théorie, cela est loin d'être souvent applicable en pratique. En effet, les lésions qui donnent lieu aux hémiplégies sont dans bien des cas tellement graves et tellement profondes que les efforts de la thérapeutique restent impuissants si la réparation des désordres ne commence pas pour ainsi dire spontanément. Ce que je dis là s'applique surtout aux hémiplégies causées par l'apoplexie, etc. Comment donc dans ce cas expliquer l'action minéro-thermale? Les eaux minérales de Plombières, dont les annales sont si riches en succès de ce genre, nous paraissent agir surtout par leurs propriétés excitantes, et dans deux circonstances différentes. Quand, après une attaque dont on est déjà assez éloigné pour qu'on puisse constater une tendance à la guérison, on les applique avec réserve, elles excitent le travail réparateur, elles poussent l'organisme vers un but où il tend déjà; mais cette excitation doit toujours rester dans les limites d'une *respectueuse sollicitation,* et le traitement thermal doit marcher à la remorque des efforts de la vie. Le rôle des eaux minérales dans ce cas est toujours très-limité. Il est un autre cas dans lequel leur

puissance nous paraît bien plus grande. Lorsque
l'accident primitif est déjà plus éloigné, la réparation des désordres matériels est souvent assez avancée sans que pour cela les signes de paralysie dis-
paraissent en proportion. Le système nerveux pé-
riphérique s'est attardé, pour ainsi dire; il a perdu
de vue les organes centraux, et si une médication
rationnelle ne venait lui rendre ses fonctions oubliées, toute énergie vitale s'éteindrait en lui, et la
guérison deviendrait impossible. Les eaux de Plombières agissent dans ces cas, comme nous les verrons agir dans des cas de paraplégie sans grande
lésion de matière, dans celles qui arrivent à la suite
des fièvres graves, par exemple.

Mais, c'est surtout ici que le traitement doit être
appliqué avec la plus grande circonspection. Les
bains ne seront que tièdes ; souvent on ne donnera
que des demi-bains; les douches seront dirigées sur
les extrémités et jamais sur la tête ; les étuves ne
devront pas être administrées sans les plus grandes
précautions.

L'observation suivante, recueillie par M. Turck,
donne un exemple frappant des inconvénients d'un
traitement mal dirigé.

OBS. 21. — *Congestion cérébrale; traitement thermal irration-
nel; apoplexie.*

M. D..., du canton de Vaud, âgé de soixante-cinq ans,
vint, en 1827, à Plombières, pour se guérir d'une hémiplégie légère du côté droit, causée par une congestion cérébrale qu'il avait eue à la fin de l'hiver. Étant déjà venu
plusieurs fois à Plombières, M. D..., crut pouvoir se passer

des conseils d'un médecin, et à des bains très-chauds et très-prolongés, il ajouta des douches aussi chaudes, très-fortes, et prises principalement sur la nuque. Une nouvelle apoplexie fut le résultat de ce traitement, et je fus appelé pour soigner M. D... Des saignées générales et locales, des sinapismes aux pieds, une diète sévère, le rappelèrent à la vie. Lorsque je le jugeai en état de recommencer l'usage de nos eaux, je lui fis prendre des demi-bains tempérés en ayant soin de placer à ses pieds un vase clos rempli d'eau plus chaude.

Aux bains, j'ajoutai bientôt des douches sur les extrémités inférieures ; je revins plusieurs fois aux applications de sangsues, et je parvins ainsi à rétablir assez bien ce malade pour le mettre en état de marcher seul.

« Nous remarquons habituellement une amé-
» lioration très-prompte dans l'état des apoplec-
» tiques qui font usage de nos eaux, mais cette
» amélioration cesse bientôt de faire des progrès.
» Il est convenable dans ce cas de suspendre le
» traitement, soit pendant quelques semaines seu-
» lement, soit jusqu'à la saison suivante. Ce phé-
» nomène vient sans doute de ce que nos eaux mi-
» nérales agissent moins peut-être sur le cerveau
» que sur les nerfs des membres paralysés, aux-
» quels elles rendent la puissance, qu'ils avaient
» perdue, de transmettre les stimulations cérébra-
» les devenues plus fortes, par la diminution de
» l'épanchement encéphalique (1). » Cette amélioration prompte et momentanée est surtout celle
qu'on observe dans le cas où le traitement thermal
est appliqué à une époque éloignée de l'accident,

____

(1) L. Turk, *op. cit.*, p. 157.

quand la résorption est déjà avancée. Plus l'attaque est récente, plus le traitement exige de surveillance et de modération.

Nous ne pouvons ici donner d'indications spéciales relatives aux divers cas d'apoplexie; nous pensons que les eaux de Plombières conviennent à peu près dans toutes les circonstances où l'organisme présente une tendance appréciable vers la guérison.

Quand l'hémiplégie a une autre origine que la lésion cérébrale (apoplexie, ramollissement, tubercules, etc.), les indications deviennent plus faciles à poser : c'est ainsi que les eaux de Plombières nous paraissent surtout applicables dans les cas de paralysies rhumatismales. En voici un exemple :

Obs. 22. — *Hémiplégie gauche par suite de refroidissement.*

Un homme de la campagne, âgé de cinquante ans passés, naturellement fort et robuste, mais abusant un peu du vin, arriva à Plombières durant l'été de l'an 6, ayant le côté gauche affecté de paralysie ; le bras, la jambe et la moitié du nez ; la langue et l'oreille n'avaient point été atteintes. Il resta d'abord une saison, durant laquelle, il fit usage de l'eau thermale en boisson, du bain à 30 degrés et de la douche à 30 et 32 degrés. Ce traitement lui convenait parce qu'il était fort, et que sa maladie était venue à la suite de beaucoup de refroidissements. Il s'en trouva fort bien ; il fit une seconde saison, après un repos de quelques décades, et il prit encore l'étuve ; il fallut aussi le purger plusieurs fois. Tous ces moyens dissipèrent la paralysie, et il partit de Plombières très-bien portant, et se servant très-bien des membres qui avaient été paralysés (1).

(1) Martinet, *op. cit.*, 386.

Comme nous ne pourrions que citer ici quelques observations comme on en rencontrera dans tous les ouvrages sur Plombières, nous nous bornerons là. Nous nous contenterons de rapporter d'après Martinet un fait d'hémiplegie attribué à un purgatif trop violent. Cette observation a aussi été citée par M. Lhéritier dans son ouvrage sur les paralysies (clinique de Plombières).

OBS. 23. *Hémiplégie à la suite d'un purgatif trop violent.*

Une petite fille de 12 ans était hémiplégique du côté gauche, ses parents rapportaient la maladie à un purgatif trop violent donné à l'enfant à l'âge de trois ans. La langue était embarrassée, et les facultés intellectuelles peu développées. Cette petite malade fit usage des bains et de la douche pendant trois saisons, avec des intervalles. Elle prenait le bain une heure et la douche une demi-heure. A son départ de Plombières, elle marchait assez librement; elle se servait de son bras en tous sens, du reste elle se portait à merveille.

b. **Paraplégie.**

S'il ne nous a été guère possible d'établir dans l'hémiplégie des subdivisions qui auraient servi de point de départ à des indications plus spéciales, il n'en sera pas de même pour la paraplégie. Ici le traitement ne sera pas limité, si fréquemment, par des lésions matérielles graves imposant au médecin la plus grande réserve; souvent, au contraire, la théorie seule fera remonter à la moelle la lésion primitive, et les lumières de la physiologie seront nécessaires pour localiser le mal. Dans tous ces cas, les considérations étiologiques serviront de base aux indications du traitement.

Lorsque la paraplégie aura sa source dans des influences rhumatismales, les eaux de Plombières seront surtout indiquées. Leurs succès dans les différentes formes de rhumatismes auraient suffi pour faire deviner qu'il en serait nécessairement de même dans les paralysies de ce genre, quand même l'expérience ne serait pas venue l'apprendre. Leur mode d'action et leurs modes d'application seront les mêmes que dans le rhumatisme. Nous rappellerons donc que c'est à l'aide du traitement thermal vigoureusement employé que l'on obtient les meilleurs résultats dans les cas de rhumatismes. Martinet, dans les cas où la paralysie avait une origine rhumatismale, cherchait à provoquer des sueurs abondantes, et ce traitement est encore aujourd'hui généralement suivi à Plombières. Voici un exemple tiré de la pratique de Martinet :

OBS. 24. — *Paraplégie rhumatismale.*

Un homme de cinquante-cinq ans était paralysé des extrémités inférieures, par l'effet d'un rhumatisme goutteux, au point qu'il ne pouvait marcher qu'avec deux béquilles. Le malade était naturellement d'une bonne constitution physique ; il digérait bien et aucun des viscères abdominaux n'était en souffrance. Il vint à Plombières en 1790, et il était déjà mieux, ayant fait une saison l'année précédente ; il suivit le même traitement que la première fois, c'est-à-dire qu'il but l'eau thermale, se baigna pendant trois heures tous les jours et prit la douche une demi-heure sur les extrémités inférieures et sur les lombes ; il transpira surabondamment, et journellement la sensibilité et la force revenaient dans les parties malades. Il est parti de Plombières, après deux saisons, en fort bon état ; car, non-seulement il marchait sans canne dans sa chambre et dans les rues, mais encore il faisait des promenades de deux lieues dans les montagnes qui environnent Plombières.

Souvent la paralysie des membres inférieurs est la suite des fièvres graves, typhoïdes surtout. Dans ces cas, les eaux de Plombières, grâce à leurs propriétés excitantes modérées, amènent les résultats les plus satisfaisants, appliquées même peu de temps après la convalescence. « Il est probable, dit M. Durand-Fardel, que Plombières, Bourbon-Lancy, Tœplitz, ne seraient pas moins efficaces que le Mont-Dore. » Nous pouvons en donner deux excellentes preuves.

La première nous sera fournie par Martinet.

Obs. 2⁵. — *Paraplégie, suite de fièvre putride.*

Un ancien militaire, d'environ cinquante-huit ans, était devenu paralysé des extrémités inférieures, en suite d'une fièvre putride des plus aiguës. Il vint à Plombières pendant trois années de suite, et chaque année il fit plusieurs saisons, buvant l'eau thermale, se baignant et prenant la douche. Ce n'est qu'à la troisième année de l'usage des eaux qu'il a commencé à marcher. Il y est revenu plusieurs fois depuis, et son mieux se soutient.

Dans le cas suivant, nous avons été plus heureux que Martinet.

Obs. 26. — *Fièvre typhoïde grave; paraplégie consécutive.*

M. A... vient à Plombières au mois de septembre 1858. Il est d'une constitution robuste, d'un tempérament nerveux sanguin. Dans le courant de l'été, il a eu une fièvre typhoïde grave, qui a été fort longue. A la suite de cette affection, il est resté paraplégique. A son arrivée, nous constatons que la paralysie est complète. M. A... ne peut ni se lever ni s'asseoir; quand il veut marcher en s'ap-

puyant sur les épaules de deux personnes, il avance en
abandonnant successivement ses jambes à leur propre
poids, et pour cela il incline fortement en avant la partie
supérieure du corps. Les membres inférieurs n'ont pas
gagné en volume depuis que la convalescence a commencé,
tandis que les bras ont repris une partie de leur force ;
les orteils sont tombants ; le sol n'est que médiocrement
senti. Les jambes ne sont pas le siége de douleurs spon-
tanées ; la pression sur les vertèbres ne fait pas naître de
sensation pénible. La micturition se fait sans jet, comme
par regorgement. L'appétit est excellent ; le sommeil pas-
sable.

Nous prescrivons, tous les matins, un bain tempéré de
deux heures de durée, suivi d'une douche en arrosoir, ou
un peu plus chaude que le bain, dirigée sur la moitié inférieure du corps, et de 5 à 10 minutes de durée ; le soir
nous pratiquons une électrisation des deux jambes successivement, avec l'appareil de MM. Breton. Pendant les
cinq ou six premiers jours, la douche est donnée à travers
l'eau du bain.

A partir du début du traitement, nous constatons
une amélioration rapide, sensible chaque jour. Le quin-
zième jour, M. A... marche déjà fort bien en s'appuyant
sur les épaules de deux voisins ; les orteils commencent
à se redresser ; la sensibilité de la peau augmente aussi
sensiblement ; ce qu'on reconnaît en appliquant les cou-
rants électriques. Après un mois M. A..., quitte Plombières
pouvant déjà faire quelques pas sans être soutenu.

Il revient le 1er juin 1859. Son état s'est beaucoup amélioré pendant les premiers mois qui ont suivi son départ
de Plombières ; il marche avec une canne ; mais en hési-
tant encore, et en jetant ses pieds légèrement de côté,
comme font tous ceux dont la volonté n'agit pas suffisamment sur les membres inférieurs. Nous reprenons le traitement de l'an passé, à cela près que nous faisons usage
d'une douche plus puissante. Les résultats sont aussi heureux que la première fois, et à la fin de son traitement
M. A... fait des promenades de deux lieues, et montè les-
tement un escalier sans aucun appui. La sensibilité de la

peau est, à la fin du traitement, revenue à l'état normal.

Martinet, MM. Lhéritier, Turck, ont cité de nombreuses cures de paraplégies consécutives à des commotions cérébrales ; ces cas sont de ceux qu'on observe très-souvent à Plombières ; ils ne présentent pas assez d'indications spéciales pour que nous nous y arrêtions ; nous ne pourrions que répéter ce que chacun a dit. Dans les cas légers, le succès est presque toujours très-satisfaisant ; mais, quand la commotion a été très-forte, la guérison demande plusieurs années, et quelquefois même ne peut jamais être obtenue.

Nous avons observé, l'an passé un cas de paraplégie sénile, c'est-à-dire survenue sans cause connue, sans lésion matérielle apparente, et compliquée de paralysie de la vessie et en partie du rectum. Les bains, les douches, l'électricité ont légèrement amélioré la position de la malade, qui avait déjà inutilement fait plusieurs saisons à Bourbonne et ailleurs ; mais les eaux fortement minéralisées nous semblent dans ces cas mieux indiquées que les eaux de Plombières.

Il est deux autres espèces de paraplégie que nous croyons du ressort de nos eaux, mais dont les observations sont encore trop rares pour que nous puissions poser hardiment notre opinion. Nous voulons parler de la paralysie consécutive à l'accouchement, dont M. le Dr Lhéritier a publié une observation intéressante (1) ; et la paralysie consé-

(1) *Des paralysies*; p. 232.

cutive aux accidents syphilitiques. Il est évident que dans ce dernier cas le traitement thermal n'est que l'adjuvant du traitement spécifique.

Quand les paraplégies sont le résultat de lésions matérielles considérables (carie vertébrale, déviations, fonte tuberculeuse, etc.), on obtient souvent à Plombières une amélioration notable. Ce résultat, nous nous l'expliquons comme celui qu'on obtient dans les cas d'apoplexie ayant amené une hémiplégie. Le désordre matériel, par exemple un déplacement de vertèbres, a d'abord produit sur la moelle une irritation qui non-seulement occupe toutes les parties comprimées, mais encore s'étend aux portions voisines dont les fonctions sont dès lors abolies. Plus tard, l'inflammation se limite aux régions comprimées ; mais les voisines restent dans un état d'engourdissement dont elles ne sortiraient guère sans intervention médicale. C'est ici que commence le rôle des eaux minérales ; mais c'est aussi à la disparition de cette torpeur que se limite leur puissance. Celles de Plombières nous paraissent bien appropriées à cet effet : l'expérience l'a souvent prouvé.

c. Névralgies.

Nous ne parlerons ici que de la névralgie sciatique, parce que les autres ont été l'objet de trop peu d'observations. La plupart des auteurs qui ont écrit sur les eaux de Plombières ont rangé la sciatique parmi les rhumatismes. M. Turck ne discute même pas la question ; M. Lhéritier, après avoir rapporté l'opinion de MM. Chomel et Requin, qui admettaient deux formes de sciatique, l'une plus névralgique, l'autre plus rhumatismale, n'hésite pas à admettre que « le rhumatisme des nerfs n'est que la névralgie pure. » La clinique de Pombières, au contraire, nous porte à nous écarter de cette opinion. Les cas de sciatique guéris à Plombières sont innombrables, comme le dit M. Lhéritier ; mais aussi il y a eu souvent des insuccès, dans des cas où ni l'ancienneté de la maladie, ni un état constitutionnel bien déterminé ne pouvait expliquer l'échec. Sans tirer de là aucune conclusion arrêtée, nous nous gardons bien de faire une entité bien séparée d'une maladie à manifestations si peu régulières. Nous espérons au contraire que la science établira un jour des caractères distinctifs à l'aide desquels la maladie pourra être envisagée comme un groupe d'éléments. La prédominance de l'un ou l'autre de ces éléments guidera alors dans le choix des moyens de traitement.

En attendant ce progrès désirable, contentons-nous de citer quelques observations de sciatiques traitées à Plombières.

OBS. 26. — *Sciatique ; récidive.*

M. Montendon du L...., âgé de soixante-dix ans, d'un tempérament lymphatique , avait éprouvé, à l'âge de cinquante ans, une douleur sciatique, dont il avait été guéri à Plombières. Il y revint de nouveau pour la même affection, qui, depuis près de deux ans, l'avait forcé à reprendre ses béquilles ; mon père fit appliquer des sangsues sur le

point le plus douloureux, prescrivit les bains tempérés,
la douche graduée, employée alternativement avec les
bains de vapeur, dès le douzième jour, et l'eau thermale
en boisson. M*** prit aussi quelques douches ascendantes,
et lorsqu'il partit, vingt-quatre jours après, il marchait
facilement à l'aide d'une canne. Une nouvelle saison,
l'année suivante, acheva sa guérison; depuis, il n'en a
plus éprouvé que de faibles ressentiments, qui mainte-
nant sont tout à fait dissipés (1).

OBS. 27. — *Sciatique; accidents gastriques.*

M. de B.... avait une sciatique très-douloureuse, que l'on
avait essayé de combattre avec de l'essence de térébenthine,
prise à l'intérieur. Ce médicament avait amené une violente
gastro-entérite, qui, passant à l'état chronique, réagit
assez puissamment sur l'encéphale pour produire le *tæ-
dium vitæ.* Un traitement rationnel fit disparaître ce fâcheux
symptôme. Cependant la gastrite, quoique moins intense,
existait toujours et la sciatique causait de vives douleurs.
On conseilla nos eaux à M. de B...., il vint à Plombières en
1829, âgé de 33 ans; il était maigre, jaune, faible. Toutes les
digestions étaient douloureuses, et la sciatique le réduisait
pour l'exercice aux promenades à cheval ou en voiture.

La gastro-entérite me parut devoir nécessiter les premiers soins : je lui opposai un régime doux, des bains
tempérés et prolongés, et l'air de nos montagnes. Des
liniments huileux, des applications de ventouses scarifiées
et des vêtements chauds modérèrent en même temps
la douleur de la cuisse malade. Bientôt le tube intestinal
s'améliorant, je pus administrer les bains chauds, les
douches et les étuves. Ces différents moyens avaient rendu
en quarante jours à M. de B... la gaieté et les forces.

Les fonctions digestives n'éprouvaient plus de trouble
notable; mais la sciatique, quoique moins douloureuse,
existait toujours. J'aurais désiré que ce malade pût prolonger encore l'usage des eaux ; mais obligé de retourner à son
régiment, bientôt sa sciatique se remontra aussi doulou-

(1) Grosjean, *op. cit.*

reuse que jamais ; il crut avoir complétement perdu son temps à Plombières. Ces douleurs furent les dernières ; à cet orage succéda le calme le plus complet. J'ai revu M. B... une année après, il jouissait du calme le plus complet (1).

IV. Appareil génito-urinaire.

a. Maladies de la matrice.

Les eaux de Plombières jouissent d'une réputation séculaire comme remède contre la stérilité ; cette réputation attire chaque année à ces thermes un grand nombre de femmes atteintes de lésions variées des organes de la fécondation. Leur efficacité dans les maladies de la matrice se trouve donc établie par leurs succès connus de tous. Mais quand, au point de vue de la médecine rationnelle, on veut se rendre compte de cette efficacité si évidente, c'est-à-dire quand on veut saisir les éléments morbides contre lesquels s'exerce plus particulièrement leur action, les difficultés surgissent. On se trouve, comme pour la question de rhumatisme, en face d'une richesse de faits de tout genre desquels on ne fait pas aisément sortir une conclusion. C'est que les eaux de Plombières peuvent être administrées sous des formes variées et nombreuses et qu'elles peuvent par là répondre à des indications bien différentes.

Si nous parcourons les observations recueillies, nous verrons que dans beaucoup d'entre elles, le symptôme saillant était la dysménorrhée ou l'amé-

(1) L. Turck, *op. cit.*

norrhée. La connaissance de ce fait seul ne suffit pas pour décider sur l'utilité des eaux de Plombières ou la forme du traitement. Il faut pour cela pénétrer plus intimement dans la question.

Pour la dysménorrhée, par exemple, quand celle-ci coïncide avec une grande sensibilité des organes génitaux, un état d'éréthisme permanent, des douleurs fréquentes ; quand l'économie tout entière ressent le contre-coup de l'état de l'utérus ; quand les digestions sont pénibles, ce n'est qu'à la dernière extrémité qu'on recourra au traitement local et surtout aux douches utérines ; les bains prolongés, l'usage interne de l'eau thermale, si le médecin le juge à propos, et très-rarement des douches seront la base du traitement. Dans ce cas, les eaux de Plombières donnent les résultats les plus satisfaisants.

L'observation suivante, extraite du livre de Martinet, nous paraît répondre assez bien aux indications et au traitement que nous venons de poser.

OBS. 28. — *Dysménorrhée ; anorexie.*

Une jeune fille de vingt ans, grande et bien faite, était mal réglée depuis plusieurs années, et elle était sujette à de fréquents maux d'estomac. Elle vint à Plombières, avec le teint assez jaune et un défaut absolu d'appetit. Trop d'éréthisme et de tension dans les fibres paraissaient être la cause du vice de la menstruation, et de là venaient les maux d'estomac. Je lui fis faire deux saisons à Plombières à deux reprises différentes, et je lui faisais prendre *des bains tempérés, et de quatre heures,* et elle but tantôt l'eau thermale, tantôt l'eau ferrugineuse de la grande promenade. Ce traitement a établi des règles plus abondantes

et plus régulières et les douleurs d'estomac se sont dissipées. Elle joignait à ce traitement beaucoup d'exercice à
pied. Les bains tempérés et un peu prolongés ont corrigé
le trop de tension des fibres du système utérin et ont favorisé la menstruation. Cette jeune personne s'est mariée
depuis et se porte parfaitement bien.

On trouvera plusieurs observations intéressantes
de ce genre dans une récente publication de M. le
docteur Hutin (1).

Quand, au contraire, le symptôme saillant est
l'aménorrhée, quand la matrice est dans un état
d'atonie profonde, quand un flux leucorrhéique
plus ou moins considérable vient témoigner de l'incapacité de l'organe à accomplir ses fonctions
physiologiques, le traitement sera poussé plus activement ; les bains seront donnés à une température
plus élevée que dans les cas précédents; le traitement local sera même souvent adjoint au traitement
général, les douches utérines, et surtout les étuves
de siége au *Trou des Capucins* seront employées.
Chaque médecin de Plombières a observé souvent
les bons effets de cette étuve « qui provoque à un
si haut degré tous les phénomènes vitaux de circulation et d'innervation dans les organes du bassin (Hutin). » Ce qui fait surtout la supériorité des
eaux de Plombières dans ce cas, c'est qu'elles peuvent être appliquées avec une certaine vigueur;
c'est ainsi, par exemple, que nous voyons M. Hutin faire continuer l'usage de l'étuve des Capucins,

(1) *Étude de la stérilité chez la femme* ; Paris, 1859.

» malgré un certain degré de congestion des orga-
» nes du bassin, et quelques apparitions sangui-
» nes. »M. le docteur Turck fait souvent usage dans
la traitement des maladies qui nous occupent, de
bains très-chauds et très-courts auxquels il attribue
la plus grande puissance; c'est un mode d'application des eaux de Plombières qui lui est familier.
« Mais il faut, » dit-il, « pour le suivre, que les ma-
» lades nous accordent tout le temps nécessaire,
» qu'elles aient un peu de courage, beaucoup de
» prudence, et que nous n'oubliions jamais qu'un
» traitement actif a besoin, de notre part, d'une
» surveillance aussi soutenue qu'éclairée. »

b. Maladies de la vessie et des reins.

Sans passer pour spéciales dans les cas de
maladies de la vessie et des reins, les eaux de Plombières ont longtemps joui d'une grande renommée
dans le traitement de la gravelle; et si aujourd'hui
cette maladie paraît être l'apanage de quelques autres stations, les eaux de Plombières ne rendent
pas moins encore de fréquents et remarquables ser-
vices dans les maladies de la vessie ou des reins.
C'est surtout contre le catarrhe vésical et la cystite
chronique qu'on les emploie avec le plus d'avantages. Nous savons qu'on a cité bien des observations de gravelle urique guérie ou soulagée à
Plombières; mais nous ne pouvons qu'enregistrer
ces faits sans en tirer d'indications spéciales, tandis que, pour ce qui regarde le catarrhe muqueux,
la cystite chronique, nous pouvons mettre plus de

précision. Nous croyons ne pouvoir mieux faire que de citer quelques lignes de Martinet qui nous semble avoir bien saisi le rôle que les eaux de Plombières peuvent remplir dans ces cas. « Il y a, dit-il, » quelques affections des voies urinaires qui trou- » vent un secours très-efficace dans l'usage des » eaux de Plombières : ce sont, par exemple, les » affections catarrhales de la vessie, et celles pro- » venant de la rétropulsion de quelque humeur » âcre sur ce viscère : telles que les humeurs de » rhumatisme, de goutte, de *dartres* (?), etc. (1). »

Notre première observation sera empruntée à l'auteur que nous venons de citer.

Obs. 29. — *Dysurie rhumatismale.*

Un homme de trente et quelques années éprouvait souvent de la difficulté à uriner, au point qu'il fallait quelquefois en venir à l'usage de la sonde. Il vint à Plombières pour une douleur de genou et pour cette première incommodité. Je m'aperçus bientôt que ces deux incommodités tenaient à la même cause, en ce que quand l'une augmentait, l'autre diminuait ou disparaissait entièrement. Cette cause était une humeur rhumatismale. Il fit usage des bains et des douches de Plombières, et but l'eau de Contrexéville pendant deux saisons. Ce traitement lui a parfaitement réussi en *attenuant l'humeur rhumatismale*, au point que, quand il partit, il ne ressentait plus ses incommodités.

Dans le cas suivant, où les signes de rhumatisme sont aussi notés, il n'a pas été fait usage des eaux de Contrexéville : la guérison revient donc intégralement aux eaux de Plombières.

(1) *Op. cit.*, p. 323.

Obs. 30. — *Dysurie; rhumatisme vague*.

Mlle de Vassi....., âgée de vingt-six ans, d'un tempérament bilieux et lymphatique, éprouvait déjà depuis deux ans de fréquentes et vives douleurs dans les reins ; elle était mal réglée ; l'excrétion des urines, parfois très-muqueuse, se faisait avec beaucoup de difficulté, *la malade avait ressenti des douleurs vagues dans les articulations principales.* On lui prescrivit l'eau ferrugineuse en boisson, les bains tempérés, puis les douches graduées ; après une huitaine de jours d'usage de ces moyens, elle ressentit de nouvelles douleurs vives, et des symptômes de surexcitation s'étant développées on crut alors devoir faire une saignée au bras, qui eut pour effet de diminuer les douleurs, . et de rendre les urines plus abondantes et sédimenteuses. On prescrivit en outre des pilules de savon et de nitrate de potasse ; les règles étant survenues quelques jours après, et ayant été trop peu abondantes, on y suppléa par des sangsues ; on reprit ensuite les exercices thermaux, interrompus par cet accident, et avant la fin de la seconde saison, la santé de Mlle de Vassi.... était parfaite. Elle éprouva de nouveau , cependant, quelques atteintes de ses douleurs articulaires, dans le cours de l'hiver suivant ; lesquelles la ramenèrent à Plombières, où elle guérit parfaitement. Depuis elle s'est mariée, et a eu plusieurs enfants, aussi bien portants qu'elle (1).

On voit par les observations précédentes que les eaux de Plombières ont pu être administrées avec avantage dans des cas où la douleur était assez forte pour attirer plus spécialement l'attention du médecin ; néanmoins, le traitement des catarrhes vésicaux exige toujours bien des soins, même à Plombières. Dans les diverses observations que nous avons sous les yeux, on relate si fréquem-

(1) Grosjean, *op cit.*

ment des applications de sangsues, des saignées, etc., que nous nous demandions si en venant à Plombières ces malades n'avaient pas jusqu'à un certain point fait fausse route. Mais, il en est ainsi de toutes les stations appropriées à ces affections ; c'est pour cela que M. Durand-Fardel a pu dire : « Je crois que le traitement thermal du catarrhe vésical est partout un traitement assez difficile, et qui réclame d'assez grandes précautions. »

Il y a des cas où à la difficulté d'uriner se joint un état tellement désastreux de la muqueuse vésicale, que le traitement ne semble pas devoir être supporté. Dans ce cas, il est très-rare qu'on obtienne une guérison parfaite, même par un séjour prolongé ou répété aux eaux ; voici pourtant un cas où les eaux de Plombières ont eu le meilleur résultat.

OBS. 31. — *Catarrhe vésical; dysurie.*

Une femme de soixante ans rendait une quantité énorme de glaires par les urines, ce qui lui occasionnait des difficultés d'uriner très-douloureuses ; la moitié du vase dans lequel elle urinait se trouvait rempli d'un magma glaireux. La malade dépérissait et sentait ses forces digestives considérablement diminuées. Elle vint à Plombières, où je la mis à l'usage de l'eau thermale pour boisson, et de la magnésie ; après quelques jours, elle se baigna. La magnésie la purgeait, et lui faisait rendre des glaires par les selles. Elle continua ce traitement pendant un mois, et insensiblement les urines sont devenues moins bourbeuses, et elle les rendait sans peine et sans douleur. Son appétit et ses forces sont revenus, et elle partit de Plombières dans un état tout autre que celui dans lequel elle y

7

était arrivée. J'ai revu depuis la malade plusieurs fois ; sa santé se soutient et ses urines sont naturelles ; les boissons, les bains et les laxatifs ont augmenté la transpiration, ont divisé les glaires et les ont détournées de la vessie, en les évacuant par les selles (Grosjean).

V. Maladies générales.

a. Chlorose.

Un très-grand nombre d'eaux minérales passent pour guérir la chlorose, et il ne faut pas croire que les eaux ferrugineuses donnent des résultats plus satisfaisants que les eaux des autres classes.

Dans la plupart des cas, en effet, il ne s'agit pas tant de rendre à l'économie un principe qui lui manque, que de la mettre à même de s'assimiler ce principe que depuis longtemps on lui offre inutilement. C'est donc la propriété stimulante des eaux qui surtout fait leur puissance dans ce cas. Nous savons que les sources ferrugineuses seront toujours les meilleures préparations de fer ; aussi nous regardons un établissement comme réunissant les meilleures conditions pour la guérison de la chlorose, quand elles peuvent répondre aux deux indications suivantes.

1° Remettre l'économie en état d'assimiler les principes qui lui font défaut, en vertu d'une puissance stimulante appropriée ;

2° Fournir à l'économie, ainsi modifiée, les principes qui sont en proportion trop minimes.

Les propriétés stimulantes des eaux de Plombières, la présence d'une source ferrugineuse

(source Bourdeille) en font dans la chlorose un remède très-efficace.

Voulons-nous dire par là que les eaux de Plombières doivent être mises en usage indifféremment
dans tous les cas de chlorose ? Ce serait dire que la
chlorose est toujours la même, et qu'elle ne se prête
pas à des indications spéciales. Il est loin d'en être
ainsi.

Souvent la chlorose se présente dans un état de
simplicité absolue ; c'est chez les jeunes filles surtout, quand la maladie n'est pas encore loin de son
début, qu'on observe des faits de ce genre. La pâ-
leur générale, le bruit de souffle vasculaire, quelques palpitations, un peu de perte de l'appétit et
des forces sont les seuls symptômes. Dans des cas
semblables, nous croyons que bien des eaux minérales pourront, pour peu qu'elles soient stimulantes, répondre à notre première indication. Les
circonstances hygiéniques favorables, l'usage d'une
eau ferrugineuse naturelle, achèveront de rétablir
la santé. Voici un exemple de ce genre :

OBS. 32. — *Chlorose.*

Mademoiselle P... vint à Plombières au mois de juillet
dernier, pour y accompagner une de ses parentes grave-
ment malade. Peu satisfaite de sa santé, elle nous consulta.
Elle ne se plaignit que de la perte de son appétit et d'un
peu de faiblesse ; de plus, elle avait remarqué une grande
diminution dans les derniers écoulements menstruels ; le
dernier avait même fait complétement défaut. Elle était
pâle, sans bouffissure de la face ; nous trouvâmes un peu
de souffle continu dans les vaisseaux carotidiens, il n'y
avait pas de souffle cardiaque. Les conjonctives et les gen-

cives étaient aussi beaucoup trop pâles. Mlle P... prit chaque jour un bain d'une heure et demie ; but matin et soir
un verre d'eau thermale ; l'eau ferrugineuse à tous ses
repas, et après 20 jours de traitement tous les symptômes
morbides avaient disparu.

Mais, dans le plus grand nombre des cas de chlorose pour lesquels on demande l'avis du médecin,
la maladie n'a plus ce cachet de simplicité ; tantôt
elle a déjà réagi sur les principales fonctions
et les a altérées de façon qu'elles peuvent elles-
mêmes fournir des indications ; tantôt la chlorose
a son point de départ dans des lésions organiques
ou des diathèses qui domineront tout le traitement.
Plombières ici pourra-t-il encore rendre des ser-
vices, et dans quels cas ? Martinet répondra : « Les
» pâles couleurs qui dépendent d'engorgements
» notables des viscères du ventre, comme du mé-
» sentère, du foie, de la rate, et dans lesquelles on
» voit les malades souvent affectés ou de migraines
» ou de douleurs de poitrine, doivent être traitées
» principalement par l'usage des eaux de Plom-
» bières. » Nous ajouterons qu'on devra recourir à
ces mêmes eaux chaque fois que la chlorose sera
implantée sur un organisme placé lui-même sous
le coup d'une diathèse rhumatismale, et nous aurons dit tout ce que nous croyons savoir d'un peu
positif à ce sujet. L'observation suivante, quoique incomplète et donnée par Martinet sous le titre
Fluor-albus, nous semble rentrer dans la catégorie
des chloroses dominées par la diathèse rhumatismale.

OBS. 33. — *Rhumatisme; chlorose; leucorrhée.*

Une femme de trente et quelques années avait été guérie à Plombières, il y a dix-huit ans, d'un rhumatisme goutteux. Elle revint en l'an 7 pour un dérangement dans ses règles, qu'elle n'avait presque plus qu'en blanc, et chaque quinze jours. Cette malade ne put rester qu'un mois à Plombières ; durant ce temps, elle se baigna tous les jours deux heures dans un bain tempéré, et but l'eau de Bussang. Ce traitement lui réussit fort bien, et elle partit très-contente.

b. Cachexie paludéenne.

« Après quelques jours de boisson, les eaux mi-
» nérales de Plombières enlèvent, comme par en-
» chantement, les fièvres intermittentes, même
» les plus invétérées, et empêchent la récidive. »
(Didelot). C'est beaucoup dire, assurément, et nous ne voudrions pas être chargés de démontrer ce fait expérimentalement. Cependant l'auteur, qui croit être resté au-dessous de la vérité, juge de son devoir d'ajouter : « On ne peut douter un instant de
» leur grande efficacité qui est telle qu'elles em-
» portent et guérissent non-seulement toutes les
» fièvres intermittentes, mais en empêchent aussi la
» rechute, *si ordinaire après l'usage du quinquina,*
» *surtout quand on n'a pas eu soin de détruire le*
» *foyer de la fièvre.* »

L'auteur avait probablement été frappé de la guérison de quelques-unes de ces fièvres intermittentes rebelles dont on ne parvient à triompher qu'en déplaçant le malade. Tout ce qu'il y a de vrai dans ces assertions enthousiastes, c'est que souvent

les eaux minérales, celles de Plombières comme les
autres, en imprimant à la vitalité de profondes et
subites modifications, finissent par vaincre des
fièvres contre lesquelles les spécifiques avaient
épuisé leur action. « Mais c'est surtout contre les
» conséquences des fièvres intermittentes, les en-
» gorgements visceraux du foie, de la rate; c'est
» contre la cachexie paludéenne que les eaux mi-
» nérales fournissent une médication importante,
» on pourrait presque dire une médication indis-
» pensable. »

Dans ces cas, la cachexie domine toute la scène ;
il n'y a pas d'indications spéciales importantes à
chercher; celles-ci ne pourront être puisées que
dans les lésions viscérales ou fonctionnelles prédo-
minantes; c'est ainsi que les eaux de Plombières,
que nous regardons comme utiles dans presque tous
les cas de cachexie paludéenne curables, seront
souveraines surtout dans les cas d'engorgements
de foie ou de la rate. Tous les observateurs ont
constaté un grand nombre de guérisons de ce genre,
obtenues dans l'espace de trois ou quatre semaines.

Voici un cas dans lequel la guérison parfaite a
exigé deux saisons à un an de distance.

Obs. — Un pauvre papetier avait eu une fièvre intermittente quarte qui lui avait duré longtemps, et il lui était
resté des obstructions au foie et aux glandes mésenté-
riques, obstructions qu'il était facile de reconnaître en
palpant le malade. Il vint à l'hôpital de Plombières, pour
la première fois, en 1794 ; il y fit usage des eaux pendant
une saison ; il but l'eau thermale, se baigna et prit la

douche sur les viscères obstrués. Cette première saison diminua beaucoup les obstructions. Il en fit une seconde l'année suivante qui acheva de le guérir ; il eut des évacuations par les selles et par les sueurs ; sa santé a continué d'être bonne et il n'a plus d'obstruction.

VI. Maladies diverses.

Nous sommes loin d'avoir parcouru le cercle des maladies chroniques qu'on traite et même qu'on guérit chaque année aux eaux de Plombières ; mais, notre intention n'était pas d'écrire une monographie complète de ces thermes ; nous avons voulu faire ressortir, dans les principales maladies qui sont de leur ressort, les points saillants qui doivent faire rechercher leur usage ou l'exclure. Nous avons dû bien souvent dire beaucoup moins que nous n'aurions désiré, et assurément il est des sujets sur lesquels nous aurons encore trop dit.

Quant aux affections dont les indications particulières ne peuvent pas encore être spécifiées, nous avons différé toute tentative à leur égard, plutôt que de nous aventurer sur un terrain trop chancelant.

Nous aurions dû peut-être faire une exception en faveur des maladies de la peau pour le traitement desquelles Biett a fait une belle part à Plombières ; nous osons seulement dire après lui que nous « sommes convaincu que les eaux de Plombières » pourraient avoir une efficacité réelle dans les » maladies du système dermoïde. »

On sait, en outre, que les eaux de Plombières

aident au traitement spécifique de la syphilis;
MM. Demangeon, Turck, etc., les ont appliquées,
avec succès, à celui de certaines affections de poitrine; on les a mises en usage contre la chorée,
l'hystérie, les hydropisies, l'obésité, etc.; mais nous
n'aurions pu sur tous ces sujets que répéter ce
qu'on lira partout; cela est au moins inutile.

TABLE DES MATIÈRES.

—

		PAGES.
INTRODUCTION		I–XIV
CHAPITRE I. — COMPOSITION CHIMIQUE DES EAUX DE PLOM-		
BIÈRES		1
CHAPITRE II. — MODES D'ADMINISTRATION ET ACTION PHYSIO-		
LOGIQUE DES EAUX DE PLOMBIÈRES		20
I. *Boisson*		*Id.*
II. *Bain*		25
A. Du bain considéré au point de vue de sa		
température indépendamment de la com-		
position de l'eau		*Id.*
a. Bain tiède		*Id.*
b. Bain chaud ou très-chaud		29
B. De l'absorption des principes minéraux et		
de leur action physiologique		34
III. *Douches*		37
IV. *Étuve*		41
CHAPITRE III. — APPLICATIONS THÉRAPEUTIQUES DES EAUX DE		
PLOMBIÈRES		42
I. *Appareil digestif*		45
a. Dyspepsie; gastralgie		*Id.*
b. Entéralgie; entérite chronique; diarrhée.		53
c. Hépatite chronique; engorgements du		
foie; ictères; calculs biliaires		58
II. *Appareil locomoteur*		65
a. Rhumatisme		*Id.*
b. Goutte		71
c. Lésions traumatiques		76
III. *Appareil nerveux*		79
a. Hémiplégie		*Id.*
b. Paraplégie		83
c. Névralgies		88

PAGES.

IV. *Appareil génito-urinaire*.. . . . : . . . 94

   a. Maladies de la matrice. . . . . . . *Id*.

   b. Maladies de la vessie et des reins.. . 94

V. *Maladies générales*. 98

   a. Chlorose. . . . . *Id*.

   b. Cachexie paludéenne.. 101

VI. *Maladies diverses*. 103

PARIS. IMPRIM. DE E. DONNAUD, RUE CASSETTE, 9.